爱心帖

专家提示

* 保持精神愉快。精神抑郁或过度紧张和疲劳容易造成幽门括约肌功能紊乱、胆汁反流而发生慢性胃炎。

* 应戒烟忌酒。烟草中的有害成分能促使胃酸分泌增加，对胃黏膜产生有害的刺激作用，过量吸烟会引起胆汁反流。过量饮酒或长期饮用烈性酒能使胃黏膜充血、水肿，甚至糜烂，慢性胃炎发生率明显增高。

* 慎用、忌用对胃黏膜有损伤的药物。长期滥用此类药物会使胃黏膜受到损伤，从而引起慢性胃炎及胃溃疡。

* 积极治疗口咽部感染，勿将痰液、鼻涕等带菌分泌物吞咽入胃，导致慢性胃炎。

* 应尽量避免过酸、过辣等刺激性食物及生冷、不易消化的食物，进食时要细嚼慢咽，使食物充分与唾液混合，有利于消化和减少对胃部的刺激。饮食宜按时定量、营养丰富，多食富含维生素A、B、C的食物。忌服浓茶、浓咖啡等有刺激性的饮料。

《专家诊治慢性胃炎》

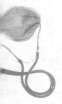

挂号费**丛书** **升级版**

| 姓名 | 性别 | 年龄 | 就诊卡号 |

专家诊治
慢性胃炎

| 科别 | 消化科 | 日期 | 费别 |

主编　范建高　辜　翔

编者　沈　峰　周惠清　汪余勤

　　　陈梅梅　刘　兵

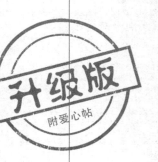

升级版
附爱心帖

| 药价 | |

☰ 上海科学技术文献出版社

图书在版编目（CIP）数据

专家诊治慢性胃炎 / 范建高等主编 . —上海：上海
科学技术文献出版社，2012.4
　ISBN 978-7-5439-5266-9

　Ⅰ . ①专… Ⅱ . ①范… Ⅲ . ①慢性病：胃炎—诊疗
Ⅳ . ① R573.3

中国版本图书馆 CIP 数据核字（2012）021817 号

责任编辑：何　蓉
美术编辑：徐　利

专家诊治慢性胃炎
主编　范建高　辜　翔
*
上海科学技术文献出版社出版发行
（上海市长乐路 746 号　邮政编码 200040）
全国新华书店经销
常熟市人民印刷厂印刷
*
开本 850×1168　1/32　印张 5.75　字数 128 000
2012 年 4 月第 1 版　2018 年 1 月第 4 次印刷
ISBN 978 - 7 - 5439 - 5266 - 9
定价：15.00 元
http://www.sstlp.com

随着人们物质文化生活水平的提高，一旦生了病，就不再满足于"看病拿药"了。病人希望了解自己的病是怎么得的？怎么诊断？怎么治疗？怎么预防？当然这也和疾病谱的变化有关。过去，患了大叶性肺炎，打几针青霉素，病就好了。患了夜盲症，吃些鱼肝油丸，也就没事了。至于怎么诊断、治疗，怎么预防，人们并不十分关心。因为病好了，没事了，事过境迁，还管它干嘛呢？可是现代的病不同了，许多的病需要长期治疗，有的甚至需要终生治疗。许多病不只需要打针服药，还需饮食治疗、心理调适。这样，人们自然就需要了解这些疾病的相关知识了。

到哪里去了解？当然应该问医生。可是医生太忙，有时一个上午要看四五十位病人，每看一位病人也就那么五六分钟，哪有时间去和病人充分交谈。病人有困惑而不解，自然对医疗服务不满意，甚至对医嘱的顺从性就差，事实上便影响了疗效。

病人及其家属有了解疾病如何防治的需求，而门诊的医生爱莫能助。这个矛盾如何解决？于是提倡普及医学科学知识，报刊、杂志、广播、电视都常有些介绍，对一般群众增加些防病、治病的知识，当然甚好，但对于患了某病的病人或病人的家属而言，就显得不够了，因为他们有很多很多的问题要问。把与某一疾病相关的知识汇集成册，是一个好主意,病人或家属一册在手,犹如请来了一位家庭医生,随时可以请教。

上海科学技术文献出版社有鉴于此,新出一套"挂号费丛书"。每册之售价约为市级医院普通门诊之挂号费,故以名之。"挂号费丛书"尽选常见病、多发病,聘请相关专家编写该病的来龙去脉、诊断、治疗、护理、预防……凡病人或家属可能之疑问,悉数详尽解述。每册10余万字,包括数百条目,或以问诊方式,一问一答,十分明确;或分章节段落,一事一叙一目了然。而且作者皆是各科专家,病人或家属所需了解之事他们自然十分清楚,所以选题撰稿,必定切合需要。而出版社方面则亦在字体、版式上努力,使之更能适应各阶层、各年龄之读者需要。

所谓珠联璧合,从内容到形式,"挂号费丛书"确有独到之处。我相信病人或家属读了必能释疑解惑,健康的人读了也必有助于防病强身。故在丛书即将出版之时,缀数语于卷首,或谓之序,其实即是叙述我对此丛书之认识,供读者参考而已。不过相信诸位读后,必谓我之所言不谬。

复旦大学附属中山医院内科学教授

上海市科普作家协会理事长

杨秉辉

挂号费丛书·升级版总序

患了慢性胃炎可能会有的一些表现

专家诊治

ZHUANJIA ZHENZHI MANXING WEIYAN

慢性胃炎

目

录

了解一些胃和慢性胃炎的常识

诊断慢性胃炎需要做的一些检查

专家诊治

ZHUANJIA ZHENZHI MANXING WEIYAN

慢性胃炎

目录

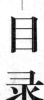

专家诊治

慢性胃炎

ZHUANJIA ZHENZHI MANXING WEIYAN

目录

专家诊治

慢性胃炎

ZHUANJIA ZHENZHI MANXING WEIYAN

目录

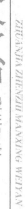

专家诊治

慢性胃炎

ZHUANJIA ZHENZHI MAXING WEIYAN

目

录

挂号费丛书·升级版总书目

患了 **慢性胃炎**
可能会有的
一些表现

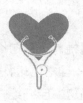

姓名 Name　　　　　　　性别 Sex　　　年龄 Age

住址 Address

电话 Tel

住院号 Hospitalization Number

X 光号 X-ray Number

CT 或 MRI 号 CT or MRI Number

药物过敏史 History of Drug Allergy

胃痛、胃胀

慢性胃炎引起的上腹疼痛、饱胀有何特点

　　慢性胃炎系指不同病因引起的各种慢性胃黏膜炎性病变，是一种常见病，也是多发病之一，其发病率在各种胃病中居首位。自纤维内镜和电子内镜广泛应用以来，对本病的认识有明显提高。慢性胃炎常有一定程度的萎缩（黏膜丧失功能）和化生，常累及贲门，伴有 G 细胞丧失和胃泌素分泌减少，也可累及胃体，伴有泌酸腺的丧失，导致胃酸、胃蛋白酶和内源性因子的减少。

　　慢性胃炎引起的疼痛主要位于上腹，缺乏特征性表现，临床确诊困难，常须做胃镜检查及病理活组织检查，才能确诊。慢性胃炎引起的上腹疼痛要与下列疾病鉴别：

　　（1）急性胃肠炎：腹痛以上腹部与脐周部为主，常呈持续性腹痛伴阵发性加剧。常伴恶心、呕吐、腹泻，亦可有发热。体格检查时可发现上腹部或（及）脐周部有压痛，多无肌紧张，更无反跳痛，肠鸣音稍亢进。结合发病前可有不洁饮食史不难诊断。

　　（2）胃、十二指肠溃疡：好发于中青年，腹痛以中上腹部为主，大多为持续性隐痛，多在空腹时或进食后发作，进食或服制酸剂可以缓解为其特点。体格检查可有中上腹压痛，但无肌紧张，亦无反跳痛。频繁发作时可伴粪便潜血试验阳性。胃肠钡餐检查或内镜检查可以确立诊断。

　　如果原有胃、十二指肠溃疡病史或有类似症状，突然发

生中上腹部剧痛如刀割样,并迅速扩展至全腹,检查时全腹压痛,腹肌紧张,呈"板样强直",有反跳痛,肠鸣音消失,出现气腹和移动性浊音,肝浊音区缩小或消失则提示为胃、十二指肠穿孔。腹部X线平片证实膈下有游离气体、腹腔穿刺得炎性渗液,可以确定诊断。

（3）急性阑尾炎：大多数患者起病时先感中腹持续性隐痛,数小时后转移至右下腹,呈持续性隐痛,伴阵发性加剧。亦有少数患者起病时即感右下腹痛。中上腹隐痛经数小时后转右下腹痛为急性阑尾炎疼痛的特点。可伴发热与恶心。检查可在麦氏点有压痛,并可有肌紧张,是为阑尾炎的典型体征。结合白细胞总数及中性粒细胞增高,急性阑尾炎的诊断可以明确。若急性阑尾炎未获及时诊断、处理,1～2日后右下腹部呈持续性痛,麦氏点周围压痛、肌紧张及反跳痛明显,白细胞总数及中性粒细胞显著增高,则可能已成坏疽性阑尾炎。若在右下腹扪及边缘模糊的肿块,则已形成阑尾包块。

（4）胆囊炎、胆结石：此病好发于中老年妇女。慢性胆囊炎者常感右上腹部隐痛、进食脂肪餐后加剧,并向右肩部放射。急性胆囊炎常在脂肪餐后发作,呈右上腹持续性剧痛,向右肩部放射,多伴有发热、恶心呕吐。患胆石症者多同伴有慢性胆囊炎。胆石进入胆囊管或在胆管中移动时可引起右上腹阵发性绞痛,亦向右肩背部放射。亦常伴恶心。体格检查时在右上腹有明显压痛和肌紧张,墨菲(Murphy)征阳性是胆囊炎的特征。如果有黄疸出现说明胆道已有梗阻,如能扪及胆囊说明梗阻已较完全。急性胆囊炎发作时白细胞总数及中性粒细胞数明显增高。超声检查与X线检查可以确诊。

（5）急性胰腺炎：多在饱餐后突然发作,中上腹持续性

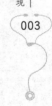

剧痛,常伴恶心呕吐及发热。上腹部深压痛、肌紧张及反跳痛不甚明显。血清淀粉酶明显增高可以确诊本病。不过血清淀粉酶的增高常在发病后6~8小时出现,故发病初期如若血清淀粉酶不高不能排除此病的可能。如若腹痛扩展至全腹,并迅速出现休克症状,检查发现满腹压痛,并有肌紧张及反跳痛,甚至发现腹腔积液及脐周、腹侧皮肤淤斑,则提示为出血坏死性胰腺炎。此时血清淀粉酶或明显增高或反不增高。X线平片可见胃与小肠充分扩张而结肠多不含气而塌陷。CT检查可见胰腺肿大、周围脂肪层消失。

(6)肠梗阻:肠梗阻可见于各种年龄的患者,儿童以蛔虫症、肠套叠等引起的为多,成人以疝或肠粘连引起的为多,老人则可由结肠癌等引起。肠梗阻的疼痛多在脐周,呈阵发性绞痛,伴呕吐与停止排便、排气。体格检查时可见肠型、腹部压痛明显、肠鸣音亢进,甚至可闻"气过水"声。如若腹痛呈持续性疼痛伴阵发性加剧,腹部压痛明显伴肌紧张及反跳痛,或发现腹腔积液,并迅速呈现休克者,则提示为绞窄性肠梗阻。X线平片检查,站立位时见小肠"阶梯样"液平,平卧位时见积气肠管进入盆腔,肠梗阻的诊断即可确立。

(7)腹腔脏器破裂:常见的有因外力导致的脾破裂、肝癌结节因外力作用或自发破裂、宫外孕的自发破裂等。发病突然,持续性剧痛涉及全腹,常伴休克。检查时多发现为满腹压痛,可有肌紧张,多有反跳痛。常可发现腹腔积血的体征。腹腔穿刺得积血即可证实为腹腔脏器破裂。宫外孕破裂出血如在腹腔未能穿刺到,可穿刺后穹窿部位,常有阳性结果。实时超声检查、甲胎蛋白(AFP)检验、CT检查、妇科检查等可有助于常见脏器破裂的鉴别诊断。

(8)输尿管结石:腹痛常突然发生,多在左或右侧腹部呈阵发性绞痛,并向会阴部放射。腹部压痛不明显。疼痛发作后可见血尿为本病的特征,作腹部 X 线摄片、静脉肾盂造影等可以明确诊断。

(9)急性心肌梗死:见于中老年人,梗死的部位如在膈面,尤其面积较大者多有上腹部痛。其痛多在劳累、紧张或饱餐后突然发作,呈持续性绞痛,并向左肩或双臂内侧部位放射。常伴恶心,可有休克。体格检查时上腹部或有轻度压痛、无肌紧张和反跳痛,但心脏听诊多有心律失常。作心电图检查可以确诊本病。

(10)铅中毒:见于长期接触铅粉尘或烟尘的人,偶尔亦见由误服大量铅化合物或环境污染引起者。铅中毒有急性与慢性之分,无论急性、慢性,阵发性腹绞痛为其特征。发作突然,多在脐周部。常伴腹胀、便秘及食欲不振等。检查时腹部体征多不明显,无固定压痛点,肠鸣音多减弱。此外,齿龈边缘可见铅线,为铅中毒特征性体征。外周血中可见嗜碱性点彩红细胞,血铅和尿铅的增高可以确立诊断。

慢性胃炎患者出现的饱胀是因消化不良、胃肠运动慢所造成的,引起饱胀的原因有多个方面,如精神压力、消化不良等,主要是胃动力不足。另一方面,饱胀的反复性和长期性提示可能由慢性胃炎引起。

嗳气、反酸

慢性胃炎患者为何会出现嗳气、反酸、烧心

嗳气俗称"打饱嗝"、"饱嗝",是各种消化道疾病常见

的症状之一。尤其是慢性胃炎、反流性食管炎、消化性溃疡和功能性消化不良患者，多伴有嗳气症状。中医学认为，嗳气属于"气机上逆"。嗳气是胃中气体上出咽喉所发出的声响，其声长而缓，是胃气失和而上逆的一种表现。

慢性胃炎患者出现的反酸是指胃内容物经食管反流达口咽部，口腔感觉到出现酸性物质，它与十二指肠内容物经胃、食管反流达口咽部，口腔感觉到出现苦味物质，统称为反流。反酸所致的症状包括：

（1）烧心：常在进餐后、弯腰、平卧时发生，尤其在进食油腻食物、巧克力、咖啡、酒后，在胸骨后，或自上腹部到咽喉部；甚至向背部放射，烧心在饮水、进食、服用止酸剂后缓解。

（2）食管痛：胸骨后紧缩样、刀割样疼痛，常可向腹背颈部及臂部放射。

（3）吞咽痛：吞咽较热食物、酒或柠檬类饮料时感到胸骨后烧灼样疼痛。

（4）吞咽困难：长期反酸可在进食时有胸骨后梗阻感。

（5）呼吸道症状：反酸损伤咽喉部或吸入肺部后，可出现间歇性声嘶、咽痛、慢性咳嗽、哮喘、婴幼儿吸入性肺炎等。

烧心

烧心是指慢性胃炎患者出现的剑突或胸骨下的一种烧灼感或发热感，主要由胃内容物反流到食管内，刺激食管黏膜所致。当食管下端括约肌功能障碍或食管蠕动功能异常时,酸性的胃内容物反流到食管内而产生烧心症状,多发生在饭后,卧位或前躬位以及饱餐、饮酒和服用某些药物可诱发或促使烧心症状加重。饮水、服抑酸药物可使症状减轻或缓解。烧心是一种常见的消化系统症状,需进一步检查明确诊断,内镜检查是首选的检查手段,食管下段括约肌运动功能测定可以帮助诊断。烧心是消化系统最常见的症状之一,对于多数人来说,最常见的原因是由于进食过快或过多,但是,有些人即使非常注意饮食也经常有烧心,还有一些人在进食某些特定的食物如酒、辣椒等后发生烧心现象,这些食物可以使食管下段括约肌松弛或胃酸分泌增多,以上这两种原因都能引起烧心。对于多数人尤其是年轻人,烧心的症状虽然可以很严重,但是常常是一过性的,很少反复发作。对于很多老年人来说,由于消化系统功能的减退,即使他们非常小心,烧心这种症状也会常常伴随着他们,天气变冷、饭菜稍凉、进食不好消化的食物都能引起烧心的症状。要想避免烧心首先要注意平日的饮食,避免进食过快,同时尽量少进食或不进食某些食物,如茶、咖啡、油炸食品、糖果、辣椒、烈性酒等,不过,即便能引起烧心的食物不在上面提到的范围内,也应当避免进食这种食物。其次在饭后不要马上卧床或弯腰,也不要马上开始剧烈的运动,明智的选择是饭后 30 分钟后进行一次轻松的散步,既可帮助消化,又可减轻烧心的症状。还可以选用一些抗酸药物,如碳酸钙片、氢氧化铝凝胶、铝碳酸镁等,以中和胃酸,但是如果长期服用这些药物,会造成便秘或腹泻。如果经常有严重的烧心,或者症状严重且持续存在的话,应去医院就诊,做胃镜检查明确诊断,并用雷尼替丁、奥美拉唑等药物抑制胃酸分泌。

恶心、呕吐

慢性胃炎引起的恶心、呕吐有何特点? 与肠梗阻或食物中毒如何区分

恶心是一种可以引起呕吐冲动的胃内不适感,常为呕吐的前驱感觉,但也可单独出现,主要表现为上腹部的特殊不适感,常伴有头晕、流涎、脉搏缓慢、血压降低等迷走神经兴奋症状。慢性胃炎引起的恶心可能由反胃引起,多在饭后出现。恶心也可能是更严重的疾病的信号,如心脏病或脑卒中(中风)的警告信号。女性极度的恶心伴随和感冒相似的症状可能是心脏病的信号。另外,如出现恶心、乏力、食欲减退,还可能是病毒性肝炎的早期症状,应及时到医院检查。很多女性在月经来前会恶心,半数妇女怀孕早期会恶心,这些是生理反应。饭后恶心时,首先,可吃点苏打饼干,或选择冷的或温的食物来取代热的食物。避免太咸的、太油腻的和太甜的食物;减少饮酒或戒酒。其次,要远离令自己不适的味道、视觉和声音,摄取新鲜的空气。第三,缓慢的散步也可以减缓恶心感,或是在恶心的时候选择睡上一觉。但要注意的是:假如恶心时间较久或伴有其他严重不适症状时,应及早看医师。

慢性胃炎急性发作时可引起恶心、呕吐。慢性胃炎患者出现的呕吐是指胃内容物或一部分小肠内容物通过食管逆流出口腔的一种复杂的反射动作,呕吐可将有害物质从胃排出人体而起保护作用,但持久而剧烈的呕吐可引起并发症。慢性胃炎患者呕吐前常有恶心、干呕现象,但有些呕

吐可无恶心或干呕的先兆。呕吐可将咽入胃内的有害物质吐出，是机体的一种防御反射，有一定的保护作用，但大多数并非由此引起，且频繁而剧烈地呕吐可引起脱水、电解质紊乱、呕血、吸入性肺炎等并发症。

慢性胃炎引起的恶心、呕吐与肠梗阻或食物中毒的区分在于：

（1）肠梗阻常常呕吐剧烈并伴有恶心，早期的呕吐为神经反射性，呕吐物初为食物和胃液，继而为黄绿色的胆汁，反射性呕吐停止后隔一段时间后出现反流性呕吐，两种呕吐间隔时间长短取决于梗阻部位的高低，梗阻部位越高间隔时间越短，低位回肠梗阻时时间间隔较长，反流性呕吐是由于肠内积液不能通过梗阻部位，积集于梗阻上部的肠段达相当大量时形成肠逆蠕动而吐出所致，呕吐物早期呈胆汁样，液体继而呈棕色或浅绿色，晚期呈带有粪臭气的液体，这是由于食物在低位肠道内有较长时间的潴留，受肠内细菌作用而腐败分解所致。

（2）急性食物中毒多由化学物理因素引起，特别是有害化学物质，如农药中毒、有机溶剂中毒、食物中毒（如乌头碱类植物、发芽马铃薯等），食物中毒患者早期可出现恶心、呕吐、药物反应，饮酒过量也可引发恶心、呕吐，呕吐物中多有毒物的气味或残渣，通过询问患者或家属病史，以及出现的临床症状，结合呕吐物的检测一般不难作出诊断。

此外，餐后近期内出现呕吐，并有骤起的集体发病情况，首先应考虑食物中毒。活动期消化性溃疡位于幽门，因该处水肿、充血、痉挛，也常导致餐后呕吐；神经性呕吐多在餐后即刻发生。在餐后较久或积数餐之后才出现呕吐的，多见于消化性溃疡、胃癌等引起的幽门、十二指肠

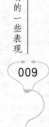

009

慢性不全梗阻。晨间呕吐在育龄女性应考虑早孕反应，有时也见于尿毒症或慢性酒精中毒。有些鼻窦炎患者因分泌物刺激咽部，也有晨起恶心和干呕。夜间呕吐多见于幽门梗阻。

一般呕吐常先有明显恶心，然后出现呕吐。但神经性呕吐可不伴有恶心或仅有轻微恶心，呕吐并不费力，甚至可以随心所欲地呕吐。高血压脑病或颅内病变引起颅内压增高时，也常常没有恶心而突然出现喷射状呕吐。幽门梗阻的呕吐物含有隔餐或隔日食物，有腐酵酸臭气味。呕吐物中含有多量黄色苦味胆汁，多见于频繁剧烈呕吐或十二指肠乳头以下的肠梗阻。大量呕吐多见于幽门梗阻或急性胃扩张，一次呕吐可超过 1 000 ml。呕吐物有大便臭味的可能是低位肠梗阻。呕吐大量酸性胃液多见于高酸性胃炎、活动期十二指肠溃疡或胃泌素瘤。呕吐物呈咖啡样或鲜红色，考虑上消化道出血。呕吐伴有腹痛者，首先应考虑急腹症，要及时就诊。慢性腹痛可在呕吐之后获得暂时缓解，可能是消化性溃疡、急性胃炎或高位肠梗阻；但在胆囊炎、胆石症、胆道蛔虫病、急性胰腺炎等，则呕吐一般不能使腹痛得到缓解。呕吐伴有头痛，应考虑高血压脑病、偏头痛、鼻窦炎、青光眼、屈光不正等。伴有眩晕者可能是梅尼埃病、迷路炎等，还需要了解是否由硫酸链霉素、卡那霉素、新霉素或庆大霉素等药物引起。对恶心、呕吐伴有厌食、疲乏，甚至出现黄疸者，应该警惕是否为病毒性肝炎，需及时就诊并隔离。

总之，呕吐多因消化系统本身病变所致，也可因消化系统以外的全身性疾病导致。要想对恶心与呕吐作出正确诊断，需要去医院进行全面系统的检查。反复和持续的剧烈呕吐可引起严重并发症，故应该予以重视，及时到医院检查和治疗。

食欲减退

慢性胃炎引起的食欲减退有何特点？
与其他疾病如何区分

食欲是一种高级神经活动现象。正常人一般都有良好的食欲，这是健康的重要标志之一。因此，食欲异常往往表示人体处于病理状态。食欲异常包括食欲减退、食欲亢进及食欲反常3种，其中食欲减退是临床上最常见的症状，也是慢性胃炎患者常见症状之一。

消化系统疾病是引起食欲减退的最常见的原因：①胃部疾病：常见的有慢性胃炎、急性胃炎、十二指肠溃疡伴幽门梗阻、胃癌等。②肠道疾病：如肠梗阻、肠结核等。③肝脏疾病：常见的有慢性肝炎、肝硬化、肝癌等。④胆道疾病：常见的有急、慢性胆囊炎，胆管癌等。⑤胰腺疾病：常见的有急、慢性胰腺炎，胰腺癌等。

慢性胃炎引起的食欲减退与其他疾病的区分：

（1）各种感染性疾病：起病比较突然，食欲减退可随着体温的升高和病情的加重而越来越明显，而当体温下降、病情好转时，食欲也可随之恢复。根据各种疾病的特殊症状，一般不难诊断。

（2）其他消化系统疾病：病毒性肝炎、肝硬化、胃肠道炎症或梗阻、胆道及胰腺病变等，均可引起食欲减退。肝及胃肠道淤血主要见于右心功能不全的患者，有原发性血管疾病的症状与体征。胃肠道炎症常有呕吐、腹泻、腹痛等典型表现。胃肠道梗阻的特点是腹痛、腹胀、呕吐、停止排便等。胆道及胰腺病变可出现明显的腹痛,同时伴有恶心、呕吐、黄疸甚至休克等症状。肝硬化多在长期慢性肝脏疾病的基础上继发,检查发现肝脏肿大或缩小。

（3）代谢及内分泌疾病：能引起食欲减退的病种不少,往往须至医院作特殊检查才能确诊。

（4）其他：如吸烟过度、服用某些药物或接触毒物出现中毒反应等所致的食欲减退,往往可找到比较确切的病因。

食欲减退的伴随症状对其发生病因的鉴别有帮助：

（1）伴有发热：除有感染外,应除外恶性肿瘤。

（2）伴有黄疸：应首先考虑由肝脏及胆道疾病所致。

（3）伴有腹痛：除由于消化系统病变引起外,右心室衰竭引起的肝及胃肠道淤血、结石引起的肾绞痛、尿毒症、糖尿病酮症酸中毒,均可有严重的腹痛伴有食欲减退。

（4）伴有近期消瘦：常见于胰腺癌、肝炎、结核病、其他部位的恶性肿瘤。

（5）伴有腹泻：常见于胃肠道炎症,由于腹泻而引起的电解质丢失,如低钠血症、低氯血症,也可引起食欲减退。

（6）伴有贫血：除有血液系统病变外,亦可见于尿毒症、胃肠道肿瘤。

（7）伴有明显的乏力：常见于肝炎、尿毒症、严重贫血、严重结核病、恶性肿瘤、垂体功能减退、甲状腺功能减退、肾上腺皮质功能减退、急性传染病等。

消瘦、乏力、贫血

慢性胃炎患者为何会出现消瘦、乏力、贫血

　　体内脂肪与蛋白质减少,体重下降超过正常标准10%时,即称为消瘦。这里所指的消瘦一般都是短期内呈进行性的且不是主动减肥造成的体重下降,常有明显的衣服变宽松、腰带变松、鞋子变大以及皮下脂肪减少、肌肉瘦弱、皮肤松弛、骨骼突出等。从病理角度上说,慢性胃炎等消化系统疾病、糖尿病、甲状腺功能亢进、肝炎、肾病等许多疾病都可引起身体消瘦;久病体虚、营养不良也可引起消瘦。慢性胃炎患者出现消瘦的原因主要在于食物的消化、吸收、利用障碍。

　　有些身体消瘦者,到医院检查没有发现任何疾病,平日也能正常工作,身体基本无不适表现。这些人的消瘦可能与体质、遗传因素有关,如父母属消瘦体型,子女大多消瘦。还有很大一部分的消瘦者是饮食及生活习惯不科学导致的。饮食摄入不足,饮食调配不合理,进餐不规律,学习、工作压力大,焦虑,精神紧张,过度疲劳,睡眠不佳等都会导致消瘦。

　　慢性胃炎患者频繁吐泻时可因血钾低而出现乏力。乏力是一种非特异性的症状,可以是慢性胃炎患者的症状,也可以是肝病的早期症状,还可以是肿瘤等其他一些疾病的预警信号,甚至是生理性的,如过度劳累。乏力主要是患者的自我感受,有一定的主观性,主要是靠与平时的日常活动

相比较得出的,如平时可以上三层楼,现在上一层楼即感气喘、双腿发软、懒动等。

　　贫血是指全身循环血液中红细胞总量减少至正常值以下。但由于全身循环血液中红细胞总量的测定技术比较复杂,所以临床上一般指外周血中血红蛋白的浓度低于患者同年龄组、同性别和同地区的正常标准。国内的正常标准比国外的标准略低。沿海和平原地区,成年男子的血红蛋白如低于 120 g/L(12.0 g/100 ml),成年女子的血红蛋白低于 115 g/L(11.5 g/100 ml),可以认为有贫血。慢性胃炎患者出现贫血的原因主要是铁、叶酸、维生素 B_{12} 等造血原料吸收、利用障碍。

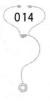

了解一些 *胃和慢性胃炎* 的 *常识*

胃的位置、形状、组成是怎样的

胃位于腹腔的左上方,大部分在左侧肋部,小部分在上腹部。胃从左膈下自左向右横跨上腹部。胃可分为贲门、幽门、胃底、胃体和胃窦五个部分。胃的入口处称贲门,与食管相连接;出口处称幽门,与十二指肠球部相连接;胃底位于贲门的左侧,为贲门水平以上膨隆部分;胃窦是胃的远端部分;胃体位于胃底和幽门部之间,是胃的最大部分。胃是一个空腔脏器,胃壁的肌肉发达,致使胃的容积可有较大变化。在饥饿时缩成管状,而饱餐之后可比原来容积扩大数倍。胃的容积也随着年龄的增长而增加:初生儿大约7 ml,1岁以后大约300 ml,3岁时可增到600 ml,成人大约为3 000 ml。

胃呈囊状,其形态、体积和位置的差异很大,这主要取决于体型、体位、胃壁张力、胃的膨胀度以及邻近器官(如肝、脾、左侧结肠等)对胃的压迫。一般来说,胃多近似曲颈瓶状。当胃空虚时可能被邻近脏器全部掩盖;当胃充满时胃前壁大部分与横膈相接触,胃体前壁的一部分与前腹壁直接接触。胃的活动度很大,随体位、横膈运动、胸腔内压力和腹腔内压力的改变而改变,深吸气时胃可下降数厘米,腹压增加时胃的位置可向上移。

临床上尚可应用以下一些解剖标志:胃靠近前腹壁的一面称胃前壁,相对的一面称胃后壁。胃前壁和胃后壁相连接的上缘称胃小弯,下缘称胃大弯。胃大弯的长度约为胃小弯的4～5倍。胃大弯贴邻横结肠上缘,故胃大弯的恶性肿瘤常累及横结肠。胃大弯的形态和位置变异很大,取决于体型、体位、胃壁张力等,站立位时,胃大弯最低点可进入盆腔，是诊断"胃下垂"的主要依据。胃小弯长约 12 cm，为肝左叶所覆盖，故胃小弯发生恶性肿瘤易直接侵及肝左叶。胃小弯在离幽门 2.5～5 cm 处有一凹入切迹，称胃角或角切迹，将胃小弯分为垂直部（胃体）和水平部（胃窦），是胃镜检查时的一个重要标记。

食管与大弯之间的夹角，叫贲门切迹。其内面有与切迹一致的黏膜皱襞叫贲门皱襞，该皱襞有掩盖贲门的作用。贲门部左侧的膨出部叫胃底，贲门以下的中部叫胃体，胃体的下部称幽门部。幽门部又被中间沟分为幽门窦与幽门管。胃小弯和幽门窦是溃疡病与癌肿的好发部位。

连接肝门和胃小弯的腹膜，称肝胃韧带；胃大弯与横结肠相连的腹膜，叫胃结肠韧带；胃底与脾门连接的腹膜，称胃脾韧带；贲门与膈肌接连的腹膜，称胃膈韧带。胃的这些韧带对胃起一定的固定作用。

在站立位时用硫酸钡等造影剂充填胃并做 X 线检查，则胃可分为 4 型：① 角型胃：位置较高，胃底和胃体几乎成横位，整个胃上宽下窄，胃角钝，呈牛角型，多见于超力型体质矮胖者。② 钩型胃：胃底和胃体斜向右下或垂直，幽门部转向右上方，形似钩，角切迹明显，胃下极达髂嵴水平，多见于正力型体质者。③ 瀑布型胃：胃底呈囊袋状，向后倾倒，胃泡大，亦多见于正常人。④ 长型胃：胃呈垂直位，全胃几乎位于腹腔左侧，只有幽门位于右侧，胃下缘可在髂嵴连线水平以下，甚至进入盆腔，上窄下宽。多见于无力型体质瘦长及衰弱者。

胃的形态、位置、大小不仅因人而异，而且随体位和胃的充盈程度而变化。卧位时，位置较高；站立时，位置较低；在胃过度充盈时，可达脐平面以下。

胃有哪些主要功能

胃是消化道的重要器官,它参与食物的消化、吸收和排泄。就胃本身而言,有以下主要生理功能。

(1)容纳食物:当人们咀嚼和吞咽食物时,通过咽、食管等处感受器的刺激,反射性地通过迷走神经的作用,引起胃体、胃底肌肉的舒张,使胃的容量能适应大量食物的涌入,并停留在胃内。

(2)消化食物:食物能刺激胃酸分泌,胃酸是消化中不可缺少的物质。当人们见到食物时,大脑迷走神经中枢就发生冲动,促进胃酸的分泌和胃蠕动。食物进入胃后,其机械性和化学性刺激均能使胃壁迷走神经末梢释放出乙酰胆碱,而后者又刺激胃壁细胞的相应受体使胃酸分泌;进入的食糜扩张胃窦,其所含蛋白质消化产物,以及迷走神经的刺激均能使胃窦的胃泌素细胞释出胃泌素,通过血循环刺激壁细胞的相应受体(H_2受体)而分泌胃酸。此外,胃黏膜内肥大细胞受刺激后释出的组胺,也能与壁细胞表面相应受体结合引起胃酸的分泌。胃酸分泌入胃后就不能返回黏膜。甜的食物可促使胃酸分泌增多,咸的食物则相反;较坚硬的食物引起分泌较多,软的或流质食物则分泌较少。

胃酸在消化过程中的作用主要有:① 胃酸能促进胃蛋白酶原转化为胃蛋白酶,以协助食物中蛋白质成分的水解。当胃酸过低、胃内 pH>5 时,胃蛋白酶原的活力消失。② 胃酸对食物中的蛋白质起变性、溶解作用,在此基础上胃蛋白酶的作用就可充分发挥。③ 进入胃内的食物,同时可带有某些微生物等有机物入胃,胃酸可以起杀灭、抑制微生物的作用。④ 胃酸随食物进入小肠后,促使胰液、小肠液等碱性液体的分泌。食物中的三价铁不易吸收,三价铁在胃酸作用下还原成二价铁,才被吸收。一些动物性食物在胃酸作用下起膨胀(浸胀)作用,食物浸胀后有利于消化酶发挥作用。胃酸还能使食物中的双糖(麦芽糖、蔗糖等)水解;使食物中角化物软化,从而减少这类物品对肠道黏膜的损伤。

胃对食物有物理消化和化学消化两种作用。① 物理消化:进食时反射性通过迷走神经作用,使平滑肌伸长。食物进入胃后,胃壁舒张,以便容纳食物,同时开始有节奏地蠕动。蠕动波从胃体开始,向幽门方向推进。这种蠕动将食物混合并磨碎,变成食糜,并将食糜自幽门部向十二指肠推送。一般来说,混合性食物在胃内停留 3～4 小时;糖类食物需 2 小时以上;蛋白质停留较长;脂肪更长,达 6 小时;水则只停留 5～10 分钟。② 化学消化:食物在胃中的化学消化是由胃液来完成的。人的胃液是一种无色的酸性液体。正常成人每昼夜约分泌胃液 1.5～2.5 L。空腹时平均胃液量为 30～50 ml,在消化食物期间,平均每小时分泌的胃液量为 100 ml。胃液中含有无机物和盐酸、钠和钾的氯化物,有机物如黏液蛋白、消化酶等。

胃酸是食物消化过程中的重要物质,胃酸可杀灭由食物带入的病菌。胃酸还可以促进肠道对铁和钙的吸收,具有促进或抑制一些胃肠激素释放的作用,如促进促胰液素自小肠的释放和抑制胃泌素的释放。监测胃酸浓度或胃内pH 值,对一些疾病的诊断及治疗效果都可提供直接、可靠的证据。

(3)胃黏膜的保护功能:正常情况下,各种食物的理化因素和酸性胃液的消化作用均不能损伤胃黏膜而致溃疡形成。这是由于在胃黏膜表面有 0.25～0.5 ml 的黏液层,这种黏液在细胞表面形成一非动层。胃的表面上皮细胞还能分泌重碳酸盐。无论是黏液还是重碳酸盐,要防止胃上皮受胃酸和胃蛋白酶的损害,必须两者结合,才能形成有效屏障,任何一个因素遭到破坏,防护屏障便遭到破坏。

胃液中的胃酸,酸碱度(pH 值)为 0.9～1.5,而血液的 pH 为 7.4,这说明胃酸的酸度很高,因此有很强的腐蚀作用。胃黏膜自身不被胃酸腐蚀的道理在于其存在自身保护机制,胃黏膜能分泌黏液,滑润食物,防止机械性损伤,并减慢胃酸中的氢离子向胃黏膜弥散;胃黏膜上皮细胞膜内含有脂质和蛋白质,构成了胃黏膜上皮细胞的脂蛋白层,此层有防止胃酸的氢离子在胃腔内向胃黏膜弥散及胃酸中的钠离子进入胃腔。由于这两个保护功能的存在,好像在胃黏膜与胃腔之间设有一道屏障,防止胃液中胃酸和胃蛋白酶的侵蚀,起到保护胃黏膜的作用,被称为胃黏膜屏障(防御因子)。

胃黏膜屏障在生理状态下有保护胃黏膜作用,但某些有害因素如乙醇、乙酰水杨酸等攻击因子,当其作用时间和量达到一定程度,即超过防御因子作用时,就能引起胃黏膜受损,出现炎症、溃疡等病变。

什么是幽门螺杆菌

1983 年,澳大利亚学者巴里·马歇尔和罗宾·沃伦两人从慢性胃炎患者的胃窦黏液层及上皮细胞中首次分离出幽门螺杆菌(Hp),因此获得 2005 年的诺贝尔生理学或医学奖。此后,众多学者对慢性胃炎患者进行了大量实验研究,在 60%～90% 的慢性胃炎患者的胃黏膜中培养出幽门螺杆菌,继而发现幽门螺杆菌的感染程度与胃黏膜炎症程度呈正相关关系。1986年第八届世界胃肠病学大会正式提出幽门螺杆菌感染是慢性胃炎的重要病因之一。

研究证实：幽门螺杆菌的感染率与胃炎及十二指肠溃疡密切相关。幽门螺杆菌感染胃入十二指肠后，在正常黏膜上不断繁殖，逐渐侵害黏膜、出现皱褶和肥厚；抑制胃液及十二指肠液的正常分泌，破坏了黏膜正常的防御功能。幽门螺杆菌能迅速水解尿素后又产生大量氨，氨能直接或间接地使黏膜细胞受损，这些因素导致了胃及十二指肠的病变。

幽门螺杆菌是人体胃黏膜内的一种螺旋状的革兰阴性细菌。幽门螺杆菌菌体光滑，呈S形，有4~6条鞭毛。易黏附在幽门附近的胃窦部及胃体部的黏膜上，位于胃黏液的深层，不与胃酸直接接触。幽门螺杆菌在人与人之间通过经口途径传播，具有活力的幽门螺杆菌在河水中可存活1周。幽门螺杆菌可产生多种酶类如尿素酶、过氧化酶、蛋白酶、磷脂酶等。其中尿素酶可分解尿素产生氨，氨即保护细菌不受胃酸侵袭，又对胃黏膜细胞有直接毒性作用。过氧化酶能抑制一些杀菌物质的形成。而蛋白酶、脂（肪）酶等可破坏胃黏膜的完整性。幽门螺杆菌产生的空泡毒素可导致胃黏膜空泡变性。幽门螺杆菌是慢性胃炎、消化性溃疡的重要致病原因之一，并且和胃癌的发病也有着密切的关系。

与幽门螺杆菌相关性胃病有哪些

幽门螺杆菌感染是慢性活动性胃炎、消化性溃疡、胃黏膜相关淋巴组织淋巴瘤和胃癌的主要致病因素。1994年世界卫生组织/国际癌症研究机构将幽门螺杆菌定为Ⅰ类致癌原。

慢性胃炎的发病原因一直不非常清楚,故长期无理想的防治方法。1982 年,澳大利亚学者马歇尔观察到胃黏膜中有幽门螺杆菌的存在,并发现幽门螺杆菌与慢性胃病有关。

（1）胃黏膜正常的志愿者,口服幽门螺杆菌混悬液可造成胃炎症状和病理改变。

（2）患慢性胃炎时,幽门螺杆菌检出率非常高,而胃黏膜正常者则很少检出此菌。

（3）慢性胃炎患者血清中幽门螺杆菌抗体明显增高,胃液中可检出抗幽门螺杆菌免疫球蛋白,这表明幽门螺杆菌是有致病性的抗原（病原体）。

（4）针对幽门螺杆菌进行治疗,会使慢性胃炎患者胃黏膜明显改善。

（5）60%～80%的胃溃疡和 70%～100%的十二指肠溃疡患者的胃窦部可检出幽门螺杆菌,血清学检查证实这些人血清幽门螺杆菌抗体滴度较高。

（6）用传统抗溃疡药物治疗无效的难治性溃疡,改用抗幽门螺杆菌药物治疗后,大多数溃疡能愈合。

（7）用幽门螺杆菌感染恒河猴,能让之发生慢性胃炎,胃黏膜的病理改变与人类感染相似,即制备幽门螺杆菌胃炎动物模型获得了成功。

以上说明,幽门螺杆菌与慢性胃病有相关性是确凿无疑的。

研究表明,幽门螺杆菌肯定是慢性胃炎的致病菌,与溃疡病和胃癌关系也极为密切。幽门螺杆菌的感染途径还可以通过胃进行感染,借助菌体一侧的鞭毛提供动力穿过黏液层。研究表明,幽门螺杆菌在黏稠的环境下具有极强的运动能力,强动力性是幽门螺杆菌致病的重要因素。幽门螺杆菌到达上皮表面后,通过黏附素,牢牢地与上皮细胞连接在一起,避免随食物一起被胃排空,并分泌过氧化物歧化酶(SOD)和过氧化氢酶,以保护其不受中性粒细胞的杀伤作用。幽门螺杆菌富含尿素酶,通过尿素酶水解尿素产生氨,在菌体周围形成"氨云"保护层,以抵抗胃酸的杀灭作用。在正常情况下,胃壁有一系列完善的自我保护机制(胃酸、蛋白酶的分泌功能,不溶性与可溶性黏液层的保护作用,有规律的运动等),能抵御经口而入的千百种微生物的侵袭。自从在胃黏膜上皮细胞表面发现了幽门螺杆菌以后,才认识到幽门螺杆菌几乎是能够突破这一天然屏障的唯一元凶。

什么是胃炎

胃炎是胃黏膜炎症的统称,是一种常见病。根据黏膜损伤的严重程度,可将胃炎分为糜烂性胃炎和非糜烂性胃炎,也可根据胃炎累及的部位进行分类(如贲门、胃体、胃窦)。根据炎性细胞的类型,在组织学上可将胃炎进一步分为急性胃炎和慢性胃炎。然而尚无一种分类方法与其病理生理完全吻合,各种分类尚有重叠。

急性胃炎指由各种原因引起胃黏膜的一种急性炎症反应。临床上常有上腹疼痛、恶心、呕吐、嗳气、食欲减退等症状,轻重不一。根据病因和胃黏膜改变又可分为急性单纯性胃炎、急性感染性胃炎、急性糜烂性胃炎、急性化脓性胃炎、急性腐蚀性胃炎,等等。通常说的急性胃炎主要指急性单纯性胃炎,此种胃炎最为常见。急性单纯性胃炎是胃黏膜的一种自限性疾病,病变是可逆的,病程较短,经治疗数天即可恢复,属于中医学"胃脘痛"、"呕吐"等病证范畴。

慢性胃炎指以胃黏膜的慢性炎症为主的疾病,起病缓慢,时好时坏,时轻时重,一般病程较长,有的甚至终生不愈。各类慢性胃炎均缺乏特异性的临床表现,而且病变的严重与否与临床表现也不一致,上腹部的疼痛并无明显的规律性,这也是慢性胃炎与溃疡病的不同之处。慢性胃炎可作不同的分类,如按胃炎的部位分,可分为胃窦炎、胃体炎等;按胃液内分泌的胃酸的高低,可分为高酸性胃炎、低酸性胃炎;按引起胃炎的病因,可分为胆汁反流性胃炎、酒精性胃炎、药物性胃炎等;如按组织形态学的改变来分,最常见的为慢性浅表性胃炎和慢性萎缩性胃炎,两者类型不同,但可同时存在,而且可互相转化;还有一种肥厚性胃炎,但临床所见相对较少。

胃炎是怎么发生的

急性胃炎可由化学因素、物理因素、微生物感染或细菌毒素等引起。此外,精神神经功能障碍、应激状态或各种因素所致的机体变态反应均可作为内源性刺激因子,引起胃黏膜的急性炎症损害。

现已明确幽门螺杆菌感染为慢性胃炎的最主要的病因,有人将其称为幽门螺杆菌相关性胃炎。但其他物理性、化学性及生物性有害因素长期反复作用于易感人体也可引起本病。病因持续存在或反复发生即可形成慢性病变。在芬兰农村用随机抽样的方法作胃黏膜检查,证实慢性萎缩性胃炎是一种慢性进行性病变,先有浅表性炎症,最后变为不可逆的萎缩性炎症。从临床观察也有证据说明这一问题。青年人多为浅表性胃炎,老年人多为萎缩性胃炎;浅表性胃炎与萎缩性胃炎可同时存在于同一个患者；另外回顾性胃黏膜活组织检查也发现，一部分浅表性胃炎数年之后可变为萎缩性胃炎。目前认为，慢性胃炎是由多种因素作用造成。

慢性胃炎病因至今尚未完全阐明，一般认为与周围环境的有害因素及易感体质有关。物理的、化学的、生物性的有害因素长期反复作用于易感人体即可引起本病。慢性胃炎持续反复发生即可形成慢性病变。

（1）长期服用对胃有刺激的药物、食物及进食粗糙食物或吸烟等。这些因素反复作用于胃黏膜，使其充血水肿。

（2）胃黏膜长期淤血、缺氧。如充血性心力衰竭或门静脉高压症的患者，胃黏膜长期处于淤血、缺氧状态，引起营养障碍导致胃炎。

（3）急性胃炎如治疗不当，迁延不愈可转变为慢性胃炎。

（4）胃酸缺乏，细菌容易在胃内繁殖，也可造成慢性胃炎。

（5）营养缺乏、内分泌功能障碍、免疫功能异常，可引起慢性胃炎。

（6）消化道弯曲杆菌感染等都可能是慢性胃炎的发病因素。

（7）细菌及其毒素的作用。由于鼻、口腔、咽喉等部位感染病灶的细菌或毒素不断地被吞入胃内；或胃内缺乏胃酸，细菌易在胃内繁殖，长期作用而引起慢性胃炎。

（8）精神因素。过度的精神刺激、抑郁以及其他精神因素反复作用于大脑皮质，造成大脑皮质功能失调，导致胃壁血管的痉挛性收缩，胃黏膜发生炎症或溃疡。

什么是慢性胃炎

慢性胃炎是以胃黏膜的非特异性慢性炎症为主要病理变化的慢性胃病,病变可局限于胃的一部分,也可弥漫到整个胃部,临床常有胃酸减少、食欲下降、上腹不适和疼痛、消化不良等。慢性胃炎无特异性,一般可表现为食欲减退、上腹部有饱胀憋闷感及疼痛感、恶心、暖气、消瘦、腹泻等。慢性胃炎的命名很不统一。依据不同的诊断方法而有慢性浅表性胃炎、慢性糜烂性胃炎、慢性萎缩性胃炎、慢性胆汁反流性胃炎、慢性疣状胃炎、药物性胃炎、乙醇性胃炎等等。在胃镜问世以前,胃炎的主要诊断依据是依靠临床症状和上消化道钡餐检查。随着纤维胃镜和电子胃镜的临床应用,特别是经胃镜对胃黏膜的活组织检查,对越来越多的胃炎有了较明确的认识。

(1)慢性浅表性胃炎:慢性浅表性胃炎是一种常见病,约占慢性胃炎的 80%。它是一种慢性胃黏膜浅表性炎症,好发年龄为 31～50 岁。临床上大部分慢性浅表性胃炎患者无症状或症状比较轻微,可有不同程度的消化不良、进食后上腹不适等。部分患者可有上腹隐痛症状,多与饮食有关,空腹时比较舒服,进食后感到不适。常因进食冷、硬或辛辣等刺激食物时诱发疼痛或加重症状,也可因寒冷或情绪不佳时加重。还可伴有恶心、呕吐、饱胀、反酸、食欲下降等。一般说来,临床症状的严重程度与病变程度无明显的关系,有些轻度的慢性浅表性胃炎反而有比较严重的症状。要确诊必须进行胃镜检查。慢性浅表性胃炎预后良好,大部分可以治愈。经临床验证,慢性浅表性胃炎容易形成溃疡,有部分病例可以发展成为慢性萎缩性胃炎,但极少会发生癌变。

(2)慢性萎缩性胃炎：慢性萎缩性胃炎是慢性胃炎的一种类型，占慢性胃炎的10%～30%，也是一种常见病。慢性萎缩性胃炎好发年龄在40岁以后，60岁左右达高峰。本病主要是由于局限性或广泛性的胃黏膜固有腺萎缩，数量减少，且伴有不同程度的胃分泌功能低下。慢性萎缩性胃炎患者临床主要症状有上腹隐痛、胀痛或仅感饱胀或不适，进食后加重，多伴有消化不良、食欲不振、嗳气等症状。由于胃腺体萎缩，使其分泌功能减退，而造成消化不良，进而影响吸收，故慢性萎缩性胃炎患者，常因此而日渐消瘦、贫血，易被疑诊为胃癌而给患者造成精神负担。有些患者还伴有头昏、腰痛、乏力、便秘、舌炎等。一般临床症状的严重程度与病情轻重无关，可依靠胃镜及胃黏膜活检确诊。慢性萎缩性胃炎容易继发胃溃疡，与胃息肉和胃癌关系密切。大多数胃息肉患者伴有萎缩性胃炎。据临床报道，慢性萎缩性胃炎有6%～10%可发生癌变。

(3)胃窦炎：所谓胃窦炎是指胃窦部有慢性浅表性或萎缩性的炎症，是我国最常见的一种胃炎。胃窦炎多发生于30岁以上的男性，临床表现跟一般胃炎差不多，没有特殊的症状和体征。多数表现为上腹饱胀、不适、隐痛或剧痛，呈周期性发作，可伴有嗳气、反酸、呕吐、厌食，甚至消瘦、出血等。引起胃窦炎的病因很多，但以胆汁反流，使胃黏膜损伤的因素最为重要。胆汁由肝细胞分泌，储存于胆囊内，当胆囊收缩时，胆汁通过胆管排出到十二指肠，与十二指肠中的食糜混合，帮助脂肪类食物消化和吸收，同时伴随食物下行至空肠和回肠。倘若因种种原因，胆汁进入十二指肠后，反流入胃中，则胃黏膜即可因胆汁刺激而受到损伤。除此之外，吸烟、饮酒以及经常服用止痛药等，也是引起胃黏膜炎症、产生胃窦炎的常见原因。实际上，胃窦炎是通过X线和胃镜诊断的，而不是直接由临床诊断的。

浅表性、萎缩性胃窦炎是两种不同的病理类型。浅表性胃窦炎主要为黏膜呈充血、水肿、糜烂性病变，而增生和凹陷改变是很少见的。萎缩性胃窦炎主要为黏膜呈实质性改变，如黏膜变薄（即平坦）、凹陷和增生，而炎性改变较少见。浅表性胃窦炎根据黏膜的不同形态分成轻、中、重3型。轻型，近似正常黏膜伴轻度炎性病变，患者往往没有临床症状；重型患者会出现明显的临床症状，部分患者可引起频发的上消化道出血。

萎缩性胃窦炎病程较长，患者除有缺酸引起的消化不良症状外，部分患者可产生患有癌症似的厌食、饱胀、消瘦等症状和体征。在胃镜下可看到黏膜非常粗糙，但是黏膜活检结果证实为炎症而非癌变。因此，不论是浅表性胃窦炎，还是萎缩性胃窦炎，主要应依靠胃镜及病理学检查，而不是凭主观臆断。1%～2%的萎缩性胃窦炎可发展成胃癌，但它不是疾病发展的必然趋势。一般说来，单纯性萎缩性胃窦炎比较少见，较常见的是萎缩性胃窦炎合并浅表性胃窦炎或浅表性胃窦炎合并部分黏膜萎缩。

慢性胃炎的主要分类有哪两种

1982年，国内胃炎会议上根据国内外经验，将慢性胃炎分为浅表性和萎缩性两大类。而在浅表性胃炎的命名上，又常常使用病理、部位、形态等含义的词，如"慢性疣状胃炎"、"慢性出血性胃炎"、"慢性糜烂性胃炎"、"慢性胆汁反流性胃炎"，等等。

1990年8月，在澳大利亚悉尼召开的第九届世界胃肠病学大会上,又提出了新的胃炎分类法,它由组织学和内镜两部分组成,组织学以病变部位为核心,确定3种基本诊断:① 急性胃炎;② 慢性胃炎;③ 特殊类型胃炎。加上前缀病因学诊断和后缀形态学描述,并对炎症、活动度、萎缩、肠化、幽门螺杆菌感染分别给予程度分级。内镜部分以肉眼所见描述为主,分别区分病变程度。

近年来,慢性胃炎还参照免疫学的改变来分类,2006年我国达成的慢性胃炎共识意见中采用国际上新悉尼系统的分类方法:

(1)非萎缩性胃炎(即浅表性胃炎)。不伴有胃黏膜萎缩性改变,胃黏膜层见以淋巴细胞和浆细胞为主的慢性炎症细胞浸润的慢性胃炎。

(2)萎缩性胃炎。炎症已累及黏膜深处的腺体并引起萎缩,如伴有局部增生,称萎缩性胃炎伴增生。又可再分为多灶萎缩性胃炎和自身免疫性胃炎。前者萎缩性改变在胃内呈多灶性分布,以胃窦为主;后者萎缩性改变主要位于胃体部,多由自身免疫引起的胃体胃炎发展而来。

(3)特殊性胃炎。分为感染性胃炎、化学性胃炎、巨大肥厚性胃炎(Menetrier病)和其他。

(4)按病变特征分类。还可根据胃黏膜病变以下4个方面的特征,作更详细的分类,包括① 慢性胃炎的部位,如胃体、胃窦、贲门等;② 慢性胃炎的性质与分级,分为浅表性及萎缩性,后者又可分为轻、中、重度三级;③ 胃炎活动的程度,根据胃黏膜上皮的中性粒细胞浸润及退行性变,可定出活动期或静止期,活动范围又可分为弥漫性或局限性;④ 根据有无化生及其类型,化生分为肠腺化生及假幽门腺化生,前者常见于萎缩性胃炎,偶可见于浅表性胃炎甚或正常黏膜,而后者仅见于萎缩性胃炎,是指胃体黏膜由胃窦黏膜所替代,常沿胃小弯向上移行,称胃窦潜移。

慢性胃炎的发病与哪些因素有关

慢性胃炎是由不同病因所引起的一种胃黏膜慢性炎症,包括慢性浅表性胃炎和慢性萎缩性胃炎。慢性胃炎的病因尚未明确,除少数急性胃炎的反复发作可演变成慢性胃炎外,还可能与下列因素有关:

(1)饮酒:少量低浓度的乙醇,能刺激胃肠黏膜分泌前列腺素,从而对胃肠黏膜有一定的保护作用。但急性过量饮酒,特别是高浓度的烈性酒,能使黏膜充血、水肿,甚至糜烂出血。酗酒者常呕吐咖啡色胃内容物,就是乙醇损伤胃黏膜的结果。上述胃黏膜的变化,3~5天即可消失。长期饮用烈性酒,因乙醇可引起细胞质脱水发生沉淀,对胃黏膜细胞有损伤作用;酒的浓度越高,则损伤作用越强。此外,乙醇可溶解胃黏膜上皮的脂质,破坏胃黏膜的屏障功能,引起胃酸中的氢离子逆流至胃黏膜内,使黏膜内的血管扩张,渗透性增加,甚至发生糜烂和出血,胃黏膜呈现出慢性炎性变化。

(2)吸烟:烟草中的主要成分是尼古丁,它刺激胃黏膜引起胃酸分泌过多。吸烟还可减慢胃的蠕动,影响胃的排空。还有研究发现尼古丁可影响幽门括约肌的功能,引起胆汁的反流。胆汁内的有害成分,如溶血卵磷脂可以破坏胃黏膜的屏障;引起氢离子的逆扩散,使胃黏膜充血、水肿、糜烂、出血等。

(3)药物:某些药物可以治疗某些疾病,但对胃肠道有不利的影响。临床上把由于药物引起的胃炎,叫药物性胃炎。抗风湿药物,如阿司匹林及吲哚美辛、乙酰水杨酸等,可引起胃黏膜损伤,使胃黏膜内地诺前列酮(前列腺素 E_2)减少。有些药物破坏了胃黏膜上皮细胞的脂蛋白层,并引起氢离子回渗至黏膜内,使胃蛋白酶消化胃黏膜,形成胃溃疡,甚至胃穿孔。长期大量应用泼尼松等糖皮质激素,可刺激胃酸和胃蛋白酶的分泌,且抑制胃黏膜分泌保护液——黏液,使胃黏膜失去了屏障,并抑制胃黏膜上皮细胞的再生,延缓溃疡愈合,从而引起胃炎和胃溃疡。由于胃黏膜长期与食物及各种消化液直接接触,使上皮细胞不断损耗,要维持其正常生理功能,上皮细胞必然增殖较快。但是大多数的抗癌药,如甲氨蝶呤、氟尿嘧啶、6-巯基嘌呤等会抑制细胞增殖,影响上皮的修复,可引起口腔炎、食管炎和胃炎。

(4)饮食:食物中缺乏蛋白质或维生素 B 族,可以引起胃黏膜病变。缺少铁质,胃黏膜亦可发生炎症。经补充铁剂后,胃黏膜炎性病变即可好转或消失。因此,缺铁性贫血伴有胃炎的患者,其口腔、食管与胃肠道黏膜上皮弥漫性变化,可能是缺铁的一种反应。经常不规律地进食过冷、过热饮食,暴饮暴食,过多地食用辛辣食物如花椒、胡椒等都易刺激胃黏膜产生慢性炎症。

(5)鼻腔、口腔、咽部慢性炎症:鼻腔、口腔、咽部等部位的慢性感染,如齿槽脓溢、扁桃体炎、鼻窦炎等,其细菌或毒素吞入胃内后对胃是一种刺激,长期刺激可引起胃黏膜慢性炎症。

(6)阻塞性充血:慢性心力衰竭,尤其是右心衰竭或门静脉高压症,均可使胃黏膜长期充血,胃壁组织处于缺氧状态,同时血液循环受阻,营养受障碍可引起胃黏膜的慢性炎症。

(7)胃酸缺乏:在缺乏胃酸条件下,细菌容易在胃内生长繁殖,为引起慢性胃炎的因素之一。

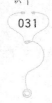

（8）内分泌功能障碍：甲状腺功能亢进或减退、垂体功能减退、糖尿病、艾迪生病等内分泌疾病，均可伴发慢性胃炎。

（9）中枢神经功能紊乱：在过度的精神刺激、忧郁、劳累与其他因素的反复作用下，由于这些强烈的病理性冲动不断传入人的大脑皮质，使皮质神经细胞过度紧张，导致皮质兴奋与抑制过程之间的平衡失调，结果皮质功能弱化，甚至衰竭。同时皮质下中枢失去来自皮质的抑制，其兴奋则过度增加，首先在自主神经中枢产生优势兴奋灶，神经细胞长期处于兴奋状态，因此，使自主神经功能失调，导致胃部出现病理变化，如胃壁血管痉挛性收缩，形成缺血区，胃黏膜则发生营养不良，胃腺分泌异常。长期的失调则可产生器质性病变，成为慢性胃炎。

（10）胆汁反流：幽门括约肌功能失调所引起的胆汁反流入胃，可破坏胃黏膜屏障而引起炎症。

慢性胃炎为何偏爱中老年人

慢性胃炎的发病率为各种胃病的首位。而且年龄越大，发病率越高。中老年人如果进行胃镜检查，可见到80%以上的人都有不同程度的胃黏膜炎症。萎缩性胃炎主要发生在中老年人，在老人中发病率更高。

（1）随年龄增加而出现牙列缺损，中老年人食物咀嚼不充分或者未咀嚼吞下入胃。老年人味觉下降，食管、胃黏膜逐渐萎缩，蠕动力差，喜吃刺激性食物或长期饮浓茶、酒、咖啡、过度吸烟等引起炎症。

（2）中老年人常患有多种慢性病，服多种药物也能产生药物性胃炎，甚至产生胃糜烂及胃出血。

（3）免疫因素。随年龄增长，身体免疫力下降，胃黏膜退化萎缩，胃分泌功能减少，所以有人说萎缩性胃炎是老化现象之一。

慢性胃炎与职业有关系吗

生活中很多人都遭受过胃酸过多、胃痛等不适的侵袭，在部分特殊职业人群中更是如此。特别是冬季，胃病更易成为很多人群的职业病。调查显示，教师、司机、白领、交警、个体业主、环卫工人、记者、学者等是最容易罹患胃病的人群，其患胃病的概率要比其他行业从业者高出 2.3 倍。虽然其发病机制尚未完全阐明，但从这些职业的特点看，从不同角度较易破坏胃、十二指肠黏膜屏障，故容易发生此病。当然，职业的因素也不是绝对的，应从各个不同的职业特点找出自己工作规律性，加以预防。

（1）教师：工作特点是以脑力劳动为主，在教学中他们形成了独立思考的职业习惯，事业心、进取心和自尊心都较强。值得注意的是许多中年教师，他们在学校往往独当一面，承担繁重的教学、管理任务，是教育工作的骨干；而在家中又是家庭的支柱，精神及体力的负担都很重。有资料报告，教师的消化系统疾病多，如胃病与十二指肠溃疡，以及慢性胃炎的患病率相当高，其中胃病患病率为 15%～25%，这与教师平时精神紧张有密切的关系。

（2）记者：调查显示，有六成左右的媒体从业者患有胃病，更有两成左右的人伴有经常性胃痛。记者的生活不规律是出名的，有时睡到中午才去上班，有时却需要通宵达旦地写稿，长期不规律的饮食习惯和心理无法完全放松是造成以上症状的最大原因。总之就是长期"心理输出"，即长期关注社会、关注他人生存状态,极少关心自己,同时还得承受不理解、被威胁警告等压力。

(3)白领:这类人有知识、有能力,平时也自认为已经培养了良好的生活习惯,但由于长期处于高强度的工作之中,经常无法有规律地饮食,有时在上一顿省略的情况下又陪客户不停地吃上几个小时;在工作的紧要关头往往情绪高度紧张,因为情绪紧张又常常会忍不住往嘴巴里塞许多零食之类的"垃圾食品",使得他们的胃也跟着不得休息,自己在加班加点,胃也在加班加点地生产胃酸。

(4)销售人员:由于工作需要,饭桌上的应酬成了他们工作的一个重要部分,有时候一天要同时参加几个饭局。过量饮酒、不定时进餐、吃夜宵等习惯严重损害了肠胃健康,扰乱了其正常的消化、吸收功能,为诱发各类肠胃疾病提供了条件。随之而来的就是经常会有胃部泛酸、绞痛症状出现,最终导致美食当前,却经常一点感觉也没有。

(5)司机:开车时精神高度紧张,如果这种紧张状态长期得不到缓解,极易造成神经系统和内分泌系统功能紊乱。大家知道,胃的正常工作状态,要有神经、内分泌系统参与调节才能够顺利完成。当大脑皮质功能失调、自主神经和内分泌系统紊乱时,就会出现胃酸分泌过盛、十二指肠液反流减少等不正常现象,削弱了对胃酸的中和及胃黏膜的保护。神经紧张还易造成胃、十二指肠壁血管痉挛,供血减少,从而促成胃病的发生。出租车司机吃饭时间无规律,饥一顿饱一顿,破坏了胃的正常消化分泌节律。有的司机同志为了赶时间,吃饭时狼吞虎咽,不仔细咀嚼就把食物咽进肚里,而粗糙的食物不易被胃消化,可使胃黏膜发生物理损伤。一些司机饮食习惯不科学,经常饮酒和喝过多的含大量气体的饮料,能直接损伤胃黏膜,而过酸或辛辣的食物则可使胃受到化学性损伤。司机因工作关系在外面吃饭是常事,特别是一些出租车司机,为了不耽误拉客,经常随便在街头小摊上买个盒饭凑合一顿。如果不注意饮食卫生,一旦吃了不洁食物,将有害病菌吃入胃内,轻则胃不舒服,重则食物中毒或引发其他疾病,这些对胃的损害都是严重的,甚至可能是终身的。司机坐的时间长,运动量小,使食物在胃内存留时间长。胃排空慢,加重了胃肠负担,对胃黏膜的有害刺激强烈。

（6）学生：因集体食堂用餐,加之学习紧张,有些学生饭吃得太快。这种紧张情绪使得未嚼细的食物在胃内造成消化负担。由于学生自控能力差,有好吃的饭菜拼命吃,这样突然增量也可造成胃扩张而导致胃病。因诸多因素,学校的食堂有时出现饭夹生的现象,如食入太多的这种饭,也会造成胃部的损害而出现胃病。新生入学末完全适应学校生活,易引起失眠、焦虑等情况,导致胃内分泌酸的功能失调,引起胃病。有些学生爱吃凉的东西,特别是剧烈体育运动后,全身血液流动得较快,胃部突然受到冷刺激引起胃内血管痉挛,日久则胃部受损导致胃病。饭后剧烈活动也会导致胃病。

个人生活习惯与慢性胃炎有什么关系

生活不规律、起居不定时或者过于劳累、睡眠不足是慢性胃炎发作的原因之一,而气候骤变、受凉着湿更是诱发慢性胃炎的重要原因。一些生活节律被职业打乱的人群,例如夜间上班的人群,由于生活节律被打乱,胃酸分泌与调节紊乱,易引起各种胃病。尽管有许多职业与胃病发生有关,但只要注意保养、调理,就能降低慢性胃炎发生。患者应根据自己的工作性质、生活规律,适时制订一份作息时间表,并尽可能遵守。同时,适当的体育锻炼可以增强体质,加强人体的免疫功能和自然痊愈能力。

慢性胃炎也是一种心身疾病。由于精神高度紧张、压力过大、睡眠不好,会使人长期处在一种应激状态,胃酸分泌过多,即使原来没有胃病的人,久而久之也会有慢性胃炎的症状,甚至患胃和十二指肠溃疡病。因此,要保持轻松愉快的心境。

很多人平时因为工作忙,常常食不定时,饥一顿、饱一顿,这样更加容易诱发胃病。因此再忙也要注意做到一日三餐定时定量,饥饱适中,细嚼慢咽,好好呵护胃肠。

吸烟会对胃有损害吗

吸烟后,烟碱能刺激胃黏膜引起胃酸分泌增加,对胃黏膜产生有害刺激作用,过量吸烟导致幽门括约肌功能紊乱,引起胆汁反流,使胃黏膜受损,并影响胃黏膜血液供应及胃黏膜细胞修复与再生。

烟雾中含有苯并芘、多环芳香烃、二苯并卡唑等多种致癌或促癌物质,是导致食管癌和胃癌的原因之一。其实,烟雾会随吸烟者的吞咽动作进入胃部,其有害物质尼古丁将直接刺激胃部黏膜,使得黏膜下血管收缩、痉挛,胃黏膜出现缺血、缺氧的症状,形成溃疡或导致糜烂性胃炎、萎缩性胃炎,甚至癌变。对吸烟在胃癌发生中的作用,流行病学研究表明吸烟与胃癌呈正相关,吸烟者胃癌发生率比不吸烟者高 1.58 倍。因此,慢性胃炎、胃及十二指肠溃疡患者应戒烟。

颈椎病可引发慢性胃炎吗

近年发现一些交感型的颈椎病患者,多伴有消化道的症状,经胃电图、胃镜检查证实有慢性胃炎,胃液分析发现患者存在不同程度的胆汁反流。临床研究表明,交感型颈椎病与慢性胃炎有相互影响。病情加重与减轻,两者相辅相成,医学上称此为"颈胃综合征"。

颈椎在人的脖子上,胃在人的腹腔内,两者相距较远,各司其职,怎会有关联? 当颈椎发生骨质增生时,增生的骨刺、退化的椎间盘以及变得狭窄的椎间隙,对颈部分布极其丰富的交感神经会产生不良刺激。刺激信号通过颅内动脉周围的交感神经网络,传入下丘脑自主神经中枢,产生优势灶。该优势灶的兴奋再沿交感神经或副交感神经下传到胃及十二指肠,促使胃及十二指肠功能或器质发生变化。当交感神经兴奋性增高时,会抑制胃的蠕动和胃液的分泌,出现口干舌燥、不思饮食、腹胀不适、打嗝嗳气、上腹隐痛甚至恶心、呕吐等一系列症状。而副交感神经兴奋性增高时,胃蠕动加快,胃液分泌增多,胃内容物反流进入食管,出现烧心感、反酸、嗳气、上腹部饥饿性疼痛进食后缓解等溃疡症状。颈交感神经长期受刺激,会反复地引起胃肠交感神经兴奋性增高,使幽门括约肌过度紧张,久之幽门括约肌舒缩无力,肌源性扩张,促使胆汁反流,损害胃黏膜屏障而引起炎症、腺萎缩和肠上皮化生,进而发展为萎缩性胃炎。

因此,颈胃综合征的患者既有颈椎病的表现,又有慢性胃炎的表现。多表现为颈项强直、僵硬、疲软不适,常伴头痛、头晕、眼胀、耳鸣、心烦失眠等。同时出现咽喉异感、胃脘胀痛，或伴灼热反酸、恶心欲呕、嗳气频繁等症状。颈椎X线检查可见骨质增生、韧带钙化、颈椎不稳等。

颈胃综合征痛在胃，病在颈。在治疗上不可只重视胃炎之标，而忽视颈椎病之本，须颈胃同治，首先缓解增生的颈椎对交感神经的刺激或损伤，同时配合对胃病的治疗，一般能较快使症状得到控制。

慢性胃炎与胃溃疡有传染性吗

研究表明，慢性胃炎及胃溃疡与幽门螺杆菌感染有高度相关性。消化系统症状的有无与幽门螺杆菌检出率的高低关系密切。幽门螺杆菌感染在引起慢性胃炎及十二指肠黏膜病变，并由此而使其黏膜防护机制减弱，最终导致胃溃疡上有重要意义。同时对其症状加剧、早期复发和顽固不愈亦起重要作用。其致病机制可能是幽门螺杆菌菌体与上皮细胞结合后，幽门螺杆菌的代谢产物、毒素、酶类特别是氨、过氧化物歧化酶、蛋白溶解酶、磷脂酶 A_2 和磷脂酶 C 破坏胃窦部黏膜的氨基己糖和磷脂，诱导炎症细胞合成，以及细胞毒素、免疫损伤等因素引起上皮细胞的损伤等有关。但其确切机制尚有待进一步阐明。幽门螺杆菌可能是通过"口—口"或"粪—口"途径传播。

据报道，在家庭内通过密切接触可造成传播。直接接触胃液在幽门螺杆菌感染的传播中有重要作用。对幽门螺杆菌的抗菌治疗在慢性胃炎和胃溃疡的治疗和预防复发方面有重要价值。如能彻底清除幽门螺杆菌可使消化性溃疡得以根治。

～❀ 儿童也会患慢性胃炎吗 ❀～

近年来的研究发现,小儿慢性胃炎的发病率有逐年增高的趋势。由于小儿慢性胃炎的临床表现不如成人典型,常被误诊为肠虫症、胃肠痉挛和消化不良等疾病而延误了诊断和治疗。因此,为了孩子身心的健康发育,家长乃至社会应对小儿慢性胃炎引起重视。

小儿慢性胃炎的病因主要为: ① 饮食不当。据国内资料的报道,60 例小儿慢性胃炎中 49 例与饮食不当有关,如过量食用生冷食品和零食、进食无规律、饥饱不匀等。由于不良的饮食习惯和长期无节制进食刺激胃酸、胃蛋白酶分泌增多;过量冷饮、冷食使胃黏膜下血管收缩和黏膜层变薄,从而使胃和十二指肠黏膜的防卫能力下降,胃酸和胃蛋白酶的侵袭力增加,导致黏膜水肿和糜烂,形成慢性胃炎。② 与幽门螺杆菌感染有关。据国内报道,小儿慢性胃炎检出幽门螺杆菌的高达 81.6%,说明幽门螺杆菌感染是导致胃黏膜慢性炎症的重要原因。

小儿慢性胃炎的临床表现,最常见的症状是反复腹痛。由于小儿对疼痛部位的表达常含糊不清,泛指脐周或脐上,做父母的往往认为孩子患了肠虫症或肠痉挛,而给孩子服用驱虫药或缓解肠痉挛的药物,但是,这些孩子即使吃了药或打了针后腹痛仍不消失。小儿慢性胃炎的腹痛多为持续隐痛或阵发性痉挛腹痛,有的可发生于餐前或餐后,有的也可发生在夜间或毫无规律性。此外,患儿还可有纳差、呕吐、消瘦、上腹痛、嗳酸、贫血,甚至发生消化道出血。由于小儿慢性胃炎的临床表现往往不典型,因此,年轻的家长若发现孩子有原因不明的腹痛,同时有纳差、消瘦和上腹部压痛者,应想到慢性胃炎的可能,带孩子去医院检查,必要时做胃镜检查就可得到确诊。

～ 慢性胃炎为何久治不愈 ～

慢性胃炎患者久治不愈的原因主要有:

(1)没有选择联合用药:慢性胃炎的治疗一定要选择联合用药,即抗菌(幽门螺杆菌)、制酸、保护胃黏膜药物应同时使用,避免"单打一"而影响疗效。

(2)没有按疗程用药:随意更医更药,病发时用药,病休则停药是治疗慢性胃炎的一大禁忌,在选好药,联合用药的基础上,一定要注意按疗程服药。慢性胃炎一般分为慢性浅表性胃炎和慢性萎缩性胃炎(分 A、B 两型,其中 B 型癌变率较高),慢性浅表性胃炎的治疗一般需 1～2 个疗程(每疗程 3 周),慢性萎缩性胃炎的有效治疗时间一般在半年以上。

(3)没有注意饮食起居和精神调理:慢性胃炎的发生、发展和治疗转归与饮食起居及精神因素关系极为密切,稍有不慎可引起慢性胃炎或使已治愈的慢性胃炎再次复发。

总之,治疗慢性胃炎,只要注意上述问题,在专科医师指导下正确治疗,绝大多数患者是可以达到临床治愈的。

～ 慢性胃炎会发生癌变吗 ～

很多慢性胃炎患者常常担心会不会转变成胃癌,慢性浅表性胃炎仅有黏膜的炎症,其症状轻微,预后良好,一般不会癌变。慢性萎缩性胃炎的病变则影响到腺体,使胃黏膜的腺体萎缩,胃酸的分泌相应地减少,严重者可达到无酸的程度。目前，人们最关心的是慢性萎缩性胃炎是否会发生癌变？

萎缩性胃炎患者常在胃活检病理报告单上见到"肠上皮化生细胞"的字样，这是指胃黏膜正常细胞消失，而由一种形态很像肠上皮细胞的细胞所代替。大多数萎缩性胃炎患者的胃黏膜中都可存在这种变化，被认为是胃癌癌前病变。病理研究发现，约有50%的胃癌患者的癌细胞的形态及结构类似肠上皮细胞，称为"肠型胃癌"，通常认为这种胃癌是由肠上皮化生转变而来。

尽管慢性胃炎与胃癌关系密切，但是据统计大约只有3%的慢性萎缩性胃炎转变成胃癌。而且这些患者往往伴有重度肠上皮化生或不典型增生。因此，患了萎缩性胃炎，也不必忧心忡忡，而应当是保持心情舒畅，适当参加体育活动，注意饮食调养，并积极进行内科治疗。据临床观察，经过正确治疗有20%～30%的慢性萎缩性胃炎可逆转为慢性浅表性胃炎，使预后大大改观。因此，提醒胃炎患者一定要注意身体的检查，平时养成良好的习惯，有助于疾病的治疗，使身体恢复健康。

诊断 慢性胃炎
需要做的
一些检查

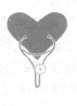

姓名 Name _____ 性别 Sex _____ 年龄 Age _____

住址 Address _____

电话 Tel _____

住院号 Hospitalization Number _____

X 光号 X-ray Number _____

CT 或 MRI 号 CT or MRI Number _____

药物过敏史 History of Drug Allergy _____

实验室检查

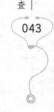

慢性胃炎胃液分析有何特点

胃液分析主要包括 3 方面内容,即一般性状检查、化学检查和显微镜检查。

(1)一般性状检查:包括① 胃液的量:空腹胃液量为 10～70 ml,若大于 100 ml 有诊断价值。见于胃液分泌过多,如十二指肠球部溃疡;胃排空障碍,如幽门梗阻等。② 色:正常胃液为清晰无色,若为黄绿色、混浊,则有胆汁反流。③ 味:正常略带酸味。晚期胃癌可有恶臭味;小肠梗阻可出现粪臭味。④ 黏液:正常胃液含有少量分布均匀的黏液。⑤ 分层:胃液抽出后,静置后可形成 3 层,上层为黏液,中层为胃液,下层为食物残渣。

(2)化学检查:包括① 游离酸和总酸度测定:正常空腹胃液的游离酸为 0～30 U,平均 18 U;总酸度为 10～50 U,平均 30 U。酸度增高见于十二指肠球部溃疡等;酸度减少主要见于萎缩性胃炎和胃癌,约 1/5 胃癌患者为真性胃酸缺乏,胃液 pH>7。② 乳酸测定:胃癌患者乳酸量大多增加。③ 潜血试验:正常胃液不含潜血。如果阳性,表示胃黏膜有出血。

(3)显微镜检查:① 各种细胞:如红细胞、白细胞、上皮细胞和癌细胞。慢性胃炎时可见多量柱状上皮细胞。② 细菌:如八叠球菌、抗酸杆菌。③ 食物残渣:如淀粉颗粒、脂肪小滴和肌肉纤维。

测定基础胃液分泌量及增大组织胺或五肽胃泌素后测

定最大泌酸量和高峰泌酸量以判断胃泌酸功能,有助于萎缩性胃炎的诊断及指导临床治疗。浅表性胃炎胃酸多正常,广泛而严重的萎缩性胃炎胃酸降低,尤以胃体胃炎更为明显,胃窦炎一般正常或有轻度障碍。浅表性如疣状胃炎也可有胃酸增高。近年来由于X线,特别是内镜检查技术的进展,已经较广泛地开展了胃和十二指肠的病理学检查法。但胃液分析作为一种胃分泌功能的检查手段,仍具有实用价值。

慢性胃炎血清学检测有何特点

萎缩性胃炎可由幽门螺杆菌感染或自身免疫失衡所致。所以如果发现胃体胃炎,又怀疑是萎缩性胃炎时,应该检查胃泌素、维生素 B_{12}、自身抗胃壁细胞抗体、抗内因子抗体等指标。在慢性胃炎中,胃体萎缩者,血清胃泌素 G17 水平显著增高,胃蛋白酶原 I 或胃蛋白酶原 I／II 比值降低;胃窦萎缩者,血清胃泌素 G17 水平降低,胃蛋白酶原 I 或胃蛋白酶原 I／II 比值正常;全胃萎缩者则两者均降低。检测血清胃泌素 G17 以及胃蛋白酶原 I 和 II 有助于判断有无胃黏膜萎缩和萎缩部位。

慢性萎缩性胃体炎血清胃泌素常中度升高,这是因胃酸缺乏不能抑制 G 细胞分泌之故。若病变严重,不但胃酸和胃蛋白酶原分泌减少,内因子分泌也减少,因而导致维生素 B_{12} 也下降;血清自身抗胃壁细胞抗体(PCA)常呈阳性(75%以上),慢性胃窦胃炎时血清胃泌素下降,下降程度随 G 细胞破坏程度而定;血清自身抗胃壁细胞抗体也有一定的阳性率(为 30%～40%)。

检测幽门螺杆菌有哪些方法

研究表明,幽门螺杆菌(Hp)是导致慢性活动性胃炎、消化性溃疡、功能性消化不良及胃癌等多种疾病的重要因素。也就是说,大多数患有上述疾病的人都伴有幽门螺杆菌感染,在治疗上述疾病时若能配合应用抗幽门螺杆菌的药物,则会促进疾病的痊愈。但关键的问题是,这些患者在治疗前必须首先确定自己是否感染了幽门螺杆菌。下面就介绍几种临床上常用的检测幽门螺杆菌的方法:

(1)聚合酶链反应(PCR)技术:正常胃黏膜很少检出幽门螺杆菌(0%~6%),慢性胃炎患者幽门螺杆菌的检出率很高,为50%~80%,慢性活动性胃炎患者幽门螺杆菌检出率则更高,达90%以上。

(2)免疫学检测:目前已有多种免疫学检测方法,通过测定血清中的幽门螺杆菌抗体来检测幽门螺杆菌感染,包括补体结合试验、凝集试验、被动血凝测定、免疫印迹技术和酶联免疫吸附测定(ELISA)等。

(3)细菌的直接检查:是指通过胃镜检查钳取胃黏膜(多为胃窦黏膜)作直接涂片、染色,组织切片染色及细菌培养来检测幽门螺杆菌。其中胃黏膜细菌培养是诊断幽门螺杆菌最可靠的方法,可作为验证其他诊断性试验的"金标准",同时又能进行药敏试验,指导临床选用药物。

(4)尿素酶检查:因为幽门螺杆菌是人胃内唯一能够产生大量尿素酶的细菌,故可通过检测尿素酶来诊断幽门螺杆菌感染。尿素酶分解胃内尿素生成氨和二氧化碳,使尿素浓度降低、氨浓度升高。基于此原理已发展了多种检测方法:① 胃活检组织尿素酶试验;② 呼吸试验;③ 胃液尿素或尿素氮测定;④ ^{15}N–尿素试验。

（5）^{14}C 呼气检测：此检测只要患者口服 ^{14}C 尿素胶囊之后对着试管吹口气，仪器就会灵敏、准确、全面地测出患者是否有幽门螺杆菌感染，这一方法简便、安全、快速，整个诊断过程不超过 30 分钟。由于呼气试验检测的敏感性和特异性高等特点，该试验还是杀菌治疗后复查的首选方法。

（6）抗体检测：幽门螺杆菌抗体检测是利用胶体金技术定性检测人血清、血浆或全血中抗胃幽门螺杆菌抗体。在检测条中硝酸纤维薄膜的测试区包被有胃幽门螺杆菌抗原，质控区标有胃幽门螺杆菌特异性单克隆抗体。在样品端的玻璃纤维纸上固定有胃幽门螺杆菌抗原胶体金颗粒。检测时，加入的样品首先与包被抗原的胶体金颗粒混匀，并因毛细管作用混合液将沿膜向检测区移动。当患者样品中含有胃幽门螺杆菌特异性抗体时，即与检测线（T 线）上的抗原形成抗原-抗体-抗原胶体金颗粒复合物，并显示出红线。检测区不出现颜色带，表明阴性结果。质控区总会有一条色带形成，该色带出现表明加样量充足及试剂盒工作系统正常。

根除幽门螺杆菌的治疗方法很多，主要药物有抑酸药、抗生素及铋剂等。一定要在医师指导下选择疗效高、不良反应小的方案为宜。

如何进行呼气试验检测幽门螺杆菌

受试者应在早上空腹或进食 2 小时以后受试，受试前漱口。

受试者用约 20 ml 凉饮用水送服 ^{14}C 尿素胶囊 1 粒

[278×10^{-2} MBq(0.75×10^{-3} mCi)]后,静坐 25 分钟。

开启 CO_2 集气瓶,插入洁净的有防倒流装置气体导管,导管下端浸入集气剂液内,受试者通过导管吹气,力度适中以免液体溅出,严禁倒吸。当 CO_2 集气剂由紫红色变为无色时停止吹气(1~3 分钟),若大于 3 分钟褪色不全,亦停止吹气,此时 CO_2 集气剂饱和,但因唾液等进入干扰非水滴系统而影响变色,并不影响测试结果。

气体样品收集完毕,用洁净吸管向样品瓶内加入稀释闪烁液 4.5 ml,加盖密封,用洁净滤纸或不含荧光增白剂的卫生纸擦净瓶壁和瓶底。若加入闪烁液后出现分层不溶现象,再加数滴无水甲醇即可溶解。

测定每个样品瓶之前用随测机器配备的本底瓶测量本底瓶(dpm)。

溶解摇匀后于液闪仪上做样品 ^{14}C 放射性(dpm)测定 2 分钟。

阳性判断值: $^{14}C - UBT \geqslant 100$ dpm/mmol CO_2 时,可判定受试者为幽门螺杆菌阳性。

呼气试验检测幽门螺杆菌有何优缺点

哺乳动物细胞中不存在尿素酶,因此,人胃中存在的尿素酶是幽门螺杆菌存在的证据。因为胃中尚未发现有其他种类的细菌。患者口服 ^{14}C 尿素后,如果胃中有幽门螺杆菌,其产生的尿素酶能迅速分解尿素为 CO_2 和氨气,CO_2 经血液进入肺而排出体外,将排出的 $^{14}CO_2$ 收集后在仪器上测量,即可判断胃内有无幽门螺杆菌,由于口服的尿素均匀分布在胃内,胃内任何一处幽门螺杆菌都能接触到尿素,故诊断幽门螺杆菌感染十分敏感,已是国际上公认的幽门螺杆菌诊断金标准之一,准确率达 99% 以上。

呼气试验检查幽门螺杆菌灵敏度极高,可定量,患者无痛,方法简单快速,对检测幽门螺杆菌是否根治十分可靠。因 [14]C 有少量放射性物质,目前多用 [13]C 尿素呼气试验来替代。

X 线检查

慢性胃炎胃肠 X 线钡餐检查有何发现

用气钡双重造影显示胃黏膜细微结构时,萎缩性胃炎可出现胃黏膜皱襞相对平坦、减少。胃窦胃炎 X 线征表现为胃窦黏膜呈钝锯齿状及胃窦部痉挛,或幽门前段持续性向心性狭窄,黏膜粗乱等。疣状胃炎 X 线钡餐特征改变为胃窦部有结节状粗大皱襞,某些皱襞结节的中央有钡斑。

X 线钡餐检查胃肠道疾病有何优缺点

X 线检查时,由于人体各种器官、组织的密度和厚度不同,所以显示出黑白的自然层次对比。但在人体的某些部位,尤其是腹部,因为内部好几种器官、组织的密度大体相似,必须导入对人体无害的造影剂(如医用硫酸钡),人为地提高显示对比度,才能达到理想的检查效果。这种检查方法临床上叫做 X 线造影检查。X 线造影检查使用得较多的是胃肠钡餐造影和钡剂灌肠造影。这项检查安全、无创伤、无副作用，但有些患者，如急性呼吸道感染患者，严重心、肝、肾功能不全患者，以及碘试验阳性的患者，一般不适宜做这项检查。

目前，胃肠道双重对比检查仍然是诊断胃肠道疾病的重要方法，与纤维胃镜检查起到互补作用。通常患者在检查前 8～12 小时禁食，检查前 4 小时禁饮水。X 线钡餐检查可发现食管、胃、十二指肠的许多病变：① 食管：食管癌、息肉、平滑肌瘤，食管静脉曲张或狭窄，贲门失弛缓症、食管溃疡、憩室，食管裂孔疝。② 胃：胃癌、息肉、外压性改变，胃石、胃溃疡、胃扭转、胃黏膜脱垂、幽门梗阻等。③ 十二指肠：十二指肠球部溃疡、变形、憩室，十二指肠肿瘤、狭窄，肠系膜上动脉压迫综合征，胰头癌，壶腹癌等。胃肠道 X 线钡餐检查方法简单有效，术后即可作出明确诊断，因此常作为胃肠道肿瘤诊断的首选方法之一。尤其是胃癌，是消化道常见的肿瘤，对有上消化道出血症状和体征者，应常规行上消化道的钡剂检查，以提高早期胃癌的检出率。

早期胃癌在双重对比造影中显示为胃壁局限性的腔壁不规则，如平直、内凹、毛糙、复线、浅小的不规则溃疡，不规则的小结节状黏膜、杵状黏膜、涂抹征等表现。对进展期胃癌，双重对比造影检查的敏感性要明显优于普通钡餐。对比检查检出率在 90% 以上，与内镜检出率相似。

低张十二指肠造影可观察早期病变和细微的黏膜及肠壁的异常，更多地应用于梗阻性黄疸，十二指肠不全性梗阻，肠内、外病变。十二指肠狭窄和充盈缺损为恶性肿瘤的特征性表现。小肠钡剂和小肠双对比造影，后者对小肠病变的发现有较高的灵敏性。双对比法对早期结肠癌特别是小的隆起性病变等具有独特的意义。

其他可行双对比法检查的疾病有食管憩室、食管静脉曲张、贲门痉挛（贲门失弛缓症）、食管癌、食管裂孔疝、食管炎、胃炎、胃十二指肠溃疡、胃癌、肠结核、克罗恩病等。

胃镜和活检

慢性胃炎胃镜和活检有何发现

胃镜检查是慢性胃炎诊断的"金标准"。慢性浅表性胃炎胃镜下可见点状或条状红斑，黏膜粗糙不平，可见出血点或糜烂。黏膜呈红白相间，黏液分泌增多，黏膜脆性增加，皱襞增生，黏膜表面可见白色渗出物，活检是浅表性胃炎改变。慢性萎缩性胃炎时黏膜多呈苍白或灰色，也有红白相间，皱襞扁平变细而平坦，黏膜下透见紫色血管纹理，黏液减少或干枯。病变可以弥漫性，也可分布不均。黏膜可以粗糙不平，有些部位因小凹上皮增生，可以表现为颗粒状或结节状。胃体部位也可见少许散在病变。

活检的取材也非常重要，取材不当会影响诊断结果。一次一个部位的活检也不能代表整个胃部的情况。需要临床、内镜医师仔细检查、认真活检，才会提高正确诊断率。取材应该有足够大小，应该包括黏膜层和黏膜肌层，取材过浅不能判断是否有萎缩，也不能排除萎缩可能。活检标本应作病理学及幽门螺杆菌检测，可先置一标本于含酚红的尿素液中，做尿素酶试验，阳性者于 3～6 分钟内试液变成粉红色，另一标本置特殊的培养液中，在微氧环境下培养，再一标本制作成切片后染色。切片上可见在黏膜层中有成堆形态微弯的杆菌,呈鱼贯状排列。

消化内镜检查前后要注意什么

消化内镜检查是消化道疾病诊治的重要方法之一。镜检的成败,胃肠道的清洁度是关键因素。如果检查时胃及肠道内仍有许多食物及粪便残留,会影响进镜及观察,甚至不能完成检查,或因食物及粪便的掩盖而造成漏诊。因此,检查前要做好胃肠道清洁尤为重要。

普通胃镜检查前要求患者至少空腹 6 小时以上,要求患者前一晚 8 时后不能再进食、服用药物。检查日的早晨禁止进食任何食物、药物及饮料,以免影响观察。如 6 小时内有过进食及饮水情况,应改日再来检查。下午检查者,清晨可吃清淡半流质(如米汤、稀粥、软面条等),中午禁食。胃镜检查一般安排在上午进行。上午检查者,前一日晚餐后禁食,检查当日免早餐。

肠镜检查前服用泻药是最常用、最可靠的方法。如未泻而采用清洁灌肠法,即应高位灌肠 3～4 次,通常只能清洁左半结肠。此外,检查前做些饮食上的准备对清洁肠道也有好处。上午检查者在检查前一天中午进食少渣、易消化的半流质饮食,不食绿色蔬菜、番茄、西瓜、火龙果等带渣带籽的食物及水果。检查前一天晚上不进食晚餐,在空腹状态下直接服用清洁肠道药物,服清肠剂前后及服药期间可加喝清水,或葡萄糖水,或清汤等透明无渣液体,禁忌服用有渣流质如粥水、牛奶、豆浆、椰子奶等。检查当天早晨禁食、禁饮。需服高血压等药物者,起床后用少量水送服。下午检查者可上午禁食,直肠灌入清洁肠道药物。中午禁食,如不耐饥者可适当饮葡萄糖水或清汤。便秘者于检查前进低脂、少渣半流质或流质饮食1～2天,特别强调术前2天内不得进食青菜、水果等。检查当日或前一日根据要求口服清洁肠道药物。如果清肠效果不理想,可立即再饮泻药或重新准备。部分肠道清洁不理想的受检者可选择大肠水疗或清洁灌肠辅助清洁肠道。

胃镜检查1小时后方可进食,因呕吐反射致咽喉部轻度擦伤者可局部喷喉风散或含服喉片,当日中午不要进食过热过硬的食物;进行病理活检的在检查2小时后方可进食半流质饮食,必要时口服制酸剂或止血药;进行息肉切除等治疗的要遵从医师的术后医嘱,进半流质饮食2～3天,并注意自己大便情况,如出现持续黑便、头晕、心慌、乏力等症状,需返回医院急诊检查治疗。行无痛检查者,检查当日避免驾车。

肠镜检查1小时后可进食(如腹痛腹胀明显者,待腹部不适完全缓解后方可进食),进行病理活检的,必要时遵医嘱服止血药。进行息肉切除等治疗的要遵从医师的术后医嘱,进半流质饮食2～3天,并注意自己大便情况,如出现持续黑便、头晕、心慌、乏力等症状,需上医院急诊检查治疗。行无痛检查的患者,检查当日避免驾车。

各种慢性胃炎有哪些相同的表现特点

(1)起病缓慢,多有进食后上腹部不适或疼痛,往往是无规律的阵发性或持续性疼痛。

(2)可伴有食欲不振或厌食、恶心、呕吐、腹胀及嗳气。

(3)可出现消瘦、疲乏无力、腹泻、舌炎、指甲脆弱及贫血,多为缺铁性贫血。

(4)检查时可发现上腹部有轻微压痛,皮肤、黏膜苍白,光滑舌,少苔等。

各种慢性胃炎有哪些不同的表现特点

（1）浅表性胃炎：食欲减退,饭后上腹部饱胀不适,或有压迫感,嗳气后自觉舒服,或时有恶心、呕吐、反酸或疼痛等。

（2）萎缩性胃炎：食欲减退,饭后饱胀,上腹部钝痛,此外尚有消瘦、贫血及腹泻等。

（3）肥厚性胃炎：上腹部痛类似溃疡病,亦可因进食或服碱性药物而疼痛暂时缓解,常有消化不良,有些患者可并发胃出血。

慢性胃炎应与哪些疾病相鉴别

（1）胃及十二指肠溃疡：上腹痛有一定规律性、周期性。胃溃疡多在餐后出现腹痛,十二指肠球部溃疡腹痛多发生于空腹饥饿时。并常伴有反酸、烧心。

（2）胃癌：腹痛无规律;开始为上腹不适、膨胀、沉重感。按胃炎治疗,症状也可暂时缓解。患者常伴有食欲不振、贫血、消瘦、乏力等症。

（3）胰腺炎及胰腺肿瘤：腹痛为持续性,逐渐加重,常有后背牵涉痛。平卧时可诱发上腹痛,当坐位或髋关节屈曲时则缓解或减轻。

（4）胆囊炎、胆石症：上腹痛常发生于脂肪餐和饱食之后,常为持续性隐痛,阵发性加剧。多合并有黄疸,转氨酶升高。

（5）肝炎、肿瘤：常为右季肋区胀痛，左叶肝癌可引起剑突下疼痛。

（6）早期阑尾炎：病初有上腹痛，多于数小时后转移为右下腹痛，伴恶心、呕吐，常与急性胃炎相混。

（7）心绞痛、心肌梗死：有一部分患者感到上腹痛、恶心，而到消化科就诊。但同时伴有胸闷、出汗。

虽然有众多的疾病需要鉴别，但这些疾病又都有其各自独特的症状、体征。通过了解病史、体格检查和相应的器械检查，如胃镜、B 型超声、心电图等，鉴别并不困难。

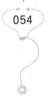

慢性胃炎

的

中西医治疗方法

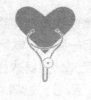

姓名 Name　　　　　　　　　性别 Sex　　　年龄 Age

住址 Address

电话 Tel

住院号 Hospitalization Number

X 光号 X-ray Number

CT 或 MRI 号 CT or MRI Number

药物过敏史 History of Drug Allergy

慢性浅表性胃炎

什么是慢性浅表性胃炎

慢性浅表性胃炎是消化系统的一种常见病,属慢性胃炎中的一种。指胃黏膜呈慢性浅表性炎症,其发病原因不一,可因嗜酒、喝浓咖啡,或因胆汁反流,或因幽门螺杆菌感染等引起。患者可有不同程度的消化不良症状,进食后上腹部不适,隐隐作痛,可伴嗳气、恶心、反酸,偶有呕吐,一般症状轻微,有的甚至无明显症状,可在胃镜检查时发现。

慢性胃炎的病理变化基本上局限在黏膜层,因此严格地讲应称之为"慢性胃黏膜炎";慢性浅表性胃炎是指炎性病变仅累及胃黏膜的浅层,但亦可累及深层。我国将炎症累及胃黏膜深层者也定为浅表性胃炎,并依据炎性病变的深浅分为轻度、中度及重度。即胃黏膜自表面至深部分成3等分,炎症细胞浸润累及表浅 1/3 者,相当于小凹以上部分为轻度,累及 2/3 以内者为中度,超过 2/3 为重度。慢性浅表性胃炎进一步发展,固有腺因炎症破坏而减少,可以转化为萎缩性胃炎。慢性浅表性胃炎是慢性胃炎中最多见的一种类型,在胃镜检查中占全部慢性胃炎的 50%～85%,男性较多于女性,患者症状一般较轻微或无症状,经积极治疗大部分可以临床治愈。值得重视的是,慢性浅表性胃炎如不予治疗,容易形成溃疡,有的还可能发展成为萎缩性胃炎。慢性浅表性胃炎属于中医"胃脘痛"、"呕吐"、"吐酸"等病证范畴。

慢性浅表性胃炎的病因有哪些

慢性浅表性胃炎的致病因素迄今尚未完全明了,经研究发现几乎任何能影响机体的因素都能引起慢性浅表性胃炎。其中比较明确的病因有:

(1)细菌、病毒及毒素:多见于急性胃炎之后,胃黏膜病变经久不愈或反复发作,逐渐演变而成慢性浅表性胃炎。

(2)鼻腔、口腔、咽部慢性感染:鼻腔、口腔、咽部等部位的慢性感染病灶,如齿槽溢脓、扁桃体炎、鼻窦炎等,细菌或其毒素的长期吞食,可反复刺激胃黏膜而引起慢性浅表性胃炎。经发现90%慢性扁桃体炎患者胃内有慢性炎症改变。

(3)吸烟:烟草中主要有害成分是尼古丁,长期大量吸烟可使幽门括约肌松弛、十二指肠液反流,以及胃部血管收缩、胃酸分泌量增加,从而破坏胃黏膜屏障,导致慢性炎性病变。据调查,每天吸烟20支以上者40%可发生胃黏膜炎症。

(4)药物:某些药物如水杨酸制剂、皮质激素、洋地黄、吲哚美辛、保泰松等,可引起慢性胃黏膜损害。

(5)刺激性食物:长期食用烈酒、浓茶、咖啡、辛辣及粗糙食物,以及过饥或过饱等无规律的饮食方式均可破坏胃黏膜保护屏障而发生胃炎。

(6)循环及代谢功能障碍:胃黏膜的结构和功能的完整性及其对各种损伤因素的防御能力,均与充足的黏膜血流量密切相关。充血性心力衰竭或门静脉高压时,使胃长期处于淤血和缺氧状态,导致胃黏膜屏障功能减弱,胃酸分泌减少,细菌大量繁殖,容易造成胃黏膜炎性损害。慢性肾功能衰竭时,尿素从胃肠道排出增多,经细菌或肠道水解酶作用产生碳酸铵和氨,对胃黏膜产生刺激性损害,导致胃黏膜充血水肿,甚至糜烂。

（7）胆汁或十二指肠液反流：经纤维胃镜发现或证实,胆汁反流是引起慢性胃炎的一个重要原因。由于幽门括约肌功能失调或胃手术后十二指肠液或胆汁可反流至胃内,并破坏胃黏膜屏障,促使氢离子及胃蛋白酶反向弥散至黏膜内引起一系列病理反应,导致慢性胃炎。

（8）幽门螺杆菌感染：致病机制可能主要是通过破坏胃黏膜屏障,使氢离子反向弥散,最终引起胃黏膜的炎症。

（9）心身因素：由于心理卫生不健康,长期处于精神紧张、抑郁状态,可引起全身交感神经和副交感神经功能失衡。尤其是交感神经长时间处于兴奋状态,亦会导致胃黏膜血管舒缩功能紊乱,造成胃黏膜血流量减少,破坏胃黏膜屏障作用,久而久之形成胃黏膜慢性炎症反应。

饮酒可引起慢性浅表性胃炎吗

乙醇（酒精）对胃黏膜有损害作用,故长期嗜酒者可使胃黏膜受损而产生慢性浅表性胃炎。Beaumont 通过胃炎患者最早观察到乙醇可使胃黏膜产生片状潮红,而 Wood 用盲目活检法亦观察到嗜酒者 51 例均有慢性浅表性胃炎。乙醇对胃黏膜损害机制为：

（1）直接损伤胃黏膜。

（2）刺激壁细胞,促进胃酸分泌。

（3）刺激胃泌素释放,增加胃酸分泌。

（4）直接作用于幽门括约肌,引起幽门关闭功能不良,导致胆汁反流。

幽门螺杆菌与慢性浅表性胃炎的关系如何

正常情况下,胃壁有一系列完善的自我保护机制(胃酸、蛋白酶的分泌功能,不溶性与可溶性黏液层的保护作用,有规律的运动等),能抵御经口而入的千百种微生物的侵袭。自从在胃黏膜上皮细胞表面发现了幽门螺杆菌以后,才认识到幽门螺杆菌几乎是能够突破这一天然屏障的唯一元凶。

科学家把幽门螺杆菌对胃黏膜屏障的破坏作用比喻作对"屋顶"的破坏给屋内造成灾难那样的后果,故称为"屋漏"学说。目前对幽门螺杆菌感染的研究能归入这一学说的资料最多。主要包括:

(1)使幽门螺杆菌穿透黏液层在胃上皮细胞表面定居的因素;

(2)对胃上皮细胞等起破坏作用的毒素因子;

(3)各种炎症细胞及炎症介质;

(4)免疫反应物质等。

这些因素构成幽门螺杆菌感染的基本病理变化,即慢性浅表性胃炎等各种类型的急、慢性胃炎。

流行病学研究表明,幽门螺杆菌感染了世界范围内一半以上的人口,其发病率各个国家不同,甚至同一国家的各个地区也不相同。目前已知发病率的高低与社会经济水平、人口密集程度、公共卫生条件以及水源供应有较密切的关系。也有报道指出,幽门螺杆菌的感染有明显的季节分布特征,以7~8月份为高峰。在亚洲地区,中国内地、中国香港、越南、印度等少年幽门螺杆菌的感染率分别为60%、

50％、40％、70％。慢性浅表性胃炎患者的胃黏膜活检标本中幽门螺杆菌检出率可达 80％～90％。在自然人群中,初出生的新生儿血清中抗幽门螺杆菌-免疫球蛋白 G(IgG)水平很高,接近成人水平,可能是从母体获得被动免疫抗体之故,半年后迅速下降。在我国及大多数发展中国家中阳性率待降至 10％～20％后又迅速回升。大约在 10 岁以后即迅速上升达到或接近成人阳性检出率水平。

慢性浅表性胃炎有哪些临床表现

慢性浅表性胃炎可无症状,或有不规则上腹部隐痛,尤以进食油腻食物后较为明显,无饥饿痛而有饭后不适感,可能与其易受舒张功能障碍影响有关,常因吃冷食、硬食、辛辣或其他刺激性食物引起症状或使症状加重,这些症状用抗酸剂及解痉剂不易缓解。多数患者有食欲不振,亦可有反酸、嗳气、腹胀等消化不良症状,部分患者可出现上消化道出血。

慢性浅表性胃炎与胃溃疡、胃癌的发病有何关系

浅表性胃炎与胃溃疡在致病因素和发病机制方面存在着许多共同点,因而胃溃疡的发病与慢性浅表性胃炎有着不可避免的联系。一般认为,慢性胃炎是溃疡病的发病因素之一。已有大量证据可证实慢性胃炎可作为溃疡病发病因素:

（1）溃疡病几乎均伴有慢性胃炎,慢性溃疡周围均有慢性胃炎,十二指肠溃疡亦罕见不伴有慢性胃窦炎者;

（2）胃炎发病部位与胃溃疡好发部位相同,胃炎发病

率与溃疡病发病率平行,70%胃溃疡分布于胃体、胃窦交界处,随着胃炎的蔓延、胃体腺区缩小,溃疡好发部位也随之上移,而易患高位胃溃疡;

(3)动物试验证实,患胃炎动物较无胃炎动物易患溃疡病;

(4)胃炎及溃疡病时,幽门螺杆菌检出率较高,抗幽门螺杆菌治疗可缓解胃炎症状及促进溃疡愈合,且能降低溃疡复发率。

慢性浅表性胃炎是成年人常见病,其随着病情的发展,可发生萎缩性胃炎,严重萎缩性胃炎常有低酸、无酸,并有广泛肠上皮化生,有些还合并有异型增生,与胃癌关系密切。1990年世界胃肠病学术大会报道慢性胃窦炎伴严重萎缩者,胃癌10年累计危险率为4%～30%,慢性胃体炎伴严重萎缩者为1%～9%,而正常胃黏膜者<1%,说明慢性胃炎(尤其是胃窦萎缩性胃炎)与胃癌关系密切。

慢性浅表性胃炎胃镜下表现如何

胃镜检查结合直视下活检是诊断慢性浅表性胃炎最主要、最可靠的诊断方法。慢性浅表性胃炎胃镜下表现主要有以下几个方面:

(1)胃黏膜充血:充血性红斑是慢性浅表性胃炎的主要表现,由于胃黏膜表层毛细血管充血所致。充血性红斑的色泽较红,充血的边缘模糊,常为局限性,有时为弥散性。

(2)胃黏膜水肿:水肿的胃黏膜反光度增强。充血区和水肿区共存,形成红白相间,而以充血的红色为主。

(3)红白相间:当充血性红斑与黏膜水肿交叉存在时,可出现红白相间,但白色处黏膜稍隆起,并以充血红色为主。

（4）黏液增多：胃黏膜表面附着黏稠的灰白色或淡黄色黏液斑，多由破坏的黏膜组织、炎性渗出物与黏液组成，因水不易冲去，黏液斑仅在炎症明显时出现。

（5）黏膜下出血：胃黏膜可出现斑点状、斑片状或条索状出血，可为鲜红色新鲜出血斑点或棕色陈旧性出血斑点。

（6）糜烂：有时胃黏膜有小的糜烂，底部覆盖灰黄色苔，边缘有些充血。

慢性浅表性胃炎胃镜下可分为：① 单纯型；② 出血型；③ 糜烂型 3 种。凡具有上述前 4 项者为单纯型；伴有上述第 5 项者，密布小片或弥漫出血斑片者为出血型；伴有上述第 6 项者为糜烂型。

X 线对慢性浅表性胃炎有诊断意义吗

目前胃部 X 线检查通常采用两种方法：单纯钡餐检查和气钡双重对比检查。一般说来后者优于前者。

慢性浅表性胃炎 X 线钡餐下可表现为胃黏膜纹理增粗、迂曲，可呈锯齿状，胃窦部出现激惹征。在气钡双重对比造影检查中，胃小区（胃小沟之间的黏膜示轻度平坦隆起，称胃小区。胃小区可呈圆形、菱形等规则形态，直径可由 0.13～3 mm 不等）显示与否，对慢性浅表性胃炎的诊断有一定意义。临床观察发现，在无胃小区显示的人群中，包括了部分正常胃黏膜，其余则为轻度或中度慢性浅表性胃炎。一般说来，胃黏膜病变不严重。但当胃黏膜有急性炎症，黏膜水肿时，胃小区也不能显示。因此，对无胃小区显示者，有时一次检查不能明确诊断，应进行随访。另外，对于胃窦部显示胃小区者,其病理检查均有慢性炎症存在,因此有胃窦部胃小区的出现,是 X 线诊断慢性浅表性胃窦炎的可靠依据。

因为慢性浅表性胃炎的病变在黏膜层,X 线检查的征象都不十分具有特异性,所以,X 线检查对慢性浅表性胃炎的诊断意义不大。

慢性浅表性胃炎与胃溃疡、
胃癌应如何鉴别

(1)慢性浅表性胃炎的临床表现缺乏特异性,部分患者可无症状,部分患者可表现为饭后饱胀、嗳气、食欲减退、恶心、上腹疼痛不适等。辅助检查:① 胃液分析:胃酸范围正常,可高或可低;② X 线表现:胃黏膜增粗、紊乱;③ 胃镜:胃镜和组织活检可确诊本病。慢性浅表性胃炎镜下表现为:充血、水肿、出血、糜烂及附着性黏液增多。

(2)上腹部疼痛是胃溃疡最主要的症状,呈节律性、周期性、季节性发作。胃溃疡疼痛多出现在餐后 0.5～1.5 小时,持续 1～2 小时,在下次进餐前自然消失。亦可伴发不典型症状,如食欲不振、腹胀、恶心、呕吐。胃溃疡有时易出血。主要体征是上腹部压痛。胃液分析发现胃酸过多或正常。胃溃疡确诊主要依赖 X 线检查和胃镜检查。胃溃疡 X 线征是龛影,龛影突出于胃腔外,直径<2.5 cm,溃疡口光滑,无半月征,黏膜皱襞向溃疡集中,星状排列;附近胃壁柔软,蠕动可以通过。胃镜征象是溃疡呈圆形或椭圆形,边缘锐利,基底光滑,为坏死组织覆盖,呈灰白色或黄白色,有时呈褐色;周围黏膜充血、水肿,略隆起;胃皱襞放射至溃疡壁龛边缘。

（3）胃癌早期常无特异性症状，甚至毫无症状，随着病情进展，可出现上腹部疼痛、消瘦、食欲减退、呕吐、出血及黑便等症状。其中上腹部疼痛是胃癌最常见症状，也是最无特异性而易被忽视的症状，早期腹痛可类似慢性胃炎或溃疡病，后期可出现持续性疼痛，各种疼痛治疗效果均不明显。故对40岁以上，无胃病史，在无明显诱因情况下，反复出现腹胀、上腹隐痛等症状者，应予高度警惕。胃癌早期缺乏体征，可仅有上腹部深压痛，时伴轻度肌抵抗感，晚期可出现上腹部肿块、脐周肿块及锁骨上淋巴结肿大等。辅助检查：① 胃液分析：胃酸减少或正常；② 潜血试验常持续阳性；③ X线表现：充盈缺损或龛影。龛影特征：直径＞2.5 cm，溃疡口不规则，有半月征，四周黏膜皱襞粗乱或消失，至溃疡周围中断，附近胃壁僵硬，蠕动不能通过；④ 胃镜：隆起型：病变多发生于幽门前窦部、贲门附近及胃体上部的后壁部分。黏膜呈息肉状隆起，表面凹凸不平，色红或有糜烂，与周围正常黏膜无明确的分界。平坦型：病变略突起或低于周围黏膜，其主要特点是黏膜表面色泽的变化及粗糙不整的颗粒感，病变部的黏膜可呈局限性或较广泛的发红、变色或褪色。凹陷型：病变好发于幽门前区、大弯侧及贲门部。凹陷区与周围正常黏膜有明确的分界，病变部黏膜皱襞呈现不规则的凹凸不平，失去正常的黏膜色泽，而有异常发红或褪色等色泽变化，且常有污秽的渗出物或出血点，向凹陷区聚集的黏膜可骤然变细或不规则地增粗，甚或突然中断。其边缘部黏膜常有结节状不整齐的颗粒。

慢性浅表性胃炎怎样进行药物治疗

慢性浅表性胃炎的药物治疗可分为两类：保护胃黏膜

的药物及消除损害胃黏膜因素的药物。

1. 保护胃黏膜的药物

（1）甘珀酸钠（生胃酮）：是甘草酸水解后制成的琥珀酸半酯，能增强胃黏膜黏液的分泌，延长胃上皮细胞寿命及轻度抑制胃蛋白酶的活力，故能保护胃黏膜不受胆汁损伤，避免氢离子反扩散。用法每次 100 mg，每日 3 次口服，2 周后改为每次50 mg，每日 3 次，餐前半小时服，4～5 周为 1 个疗程。不良反应有水钠潴留，故宜同时服用氢氯噻嗪和钾盐。

（2）硫糖铝：能与胃蛋白酶络合，抑制该酶分解蛋白质，并能与胃黏膜蛋白质络合成保护膜，阻止胃酸、胃蛋白酶和胆汁酸的渗透、侵蚀。此外，本药亦能促进胃黏膜细胞的新陈代谢。用法：每次 1.0 g，每日 3～4 次口服。

（3）复方谷氨酰胺（麦滋林－S）颗粒：主要含有能直接作用于胃黏膜局部炎症并产生消炎效果的洋甘菊花有效成分及对溃疡组织具有修复作用的 L －谷氨酰胺。具有增加胃黏膜防御因子葡萄糖胺的含量、抗胃蛋白酶、抑组胺释放、促黏膜细胞再生等作用。用法：每次 670 mg，每日 3 次口服。

（4）胃炎干糖浆：主要由硫酸庆大霉素、盐酸普鲁卡因、维生素 B_{12} 等组成。具有消炎、止痛，促进胃黏膜修复等作用。用法：每次 5 g，每日 3 次口服。

（5）蒙脱石散剂（思密达）：对细菌和病毒有很强的固定能力，对消化道黏膜具有很强的覆盖能力。通过与黏液的作用可提高消化道黏膜胶质的韧性，以对抗各攻击因子。用法：每次 3 g，每日 3 次口服。

（6）其他：维酶素每次 2～4 片，每日 3 次口服；胃膜素每次 2～3 g，每日口服 3 次；氢氧化铝凝胶每次 10 mg，每日 3 次口服；盖胃平每次 4 片，每日 3 次口服；地诺前列酮

（前列腺素 E_2）每次 50～150 mg,每日 3 次口服等。均可起到保护和改善胃黏膜的作用。

2. 消除胃黏膜损害因素的药物

（1）控制幽门螺杆菌感染：幽门螺杆菌与慢性胃炎尤其是慢性活动性胃炎关系密切,杀灭幽门螺杆菌的药物有利于治疗慢性浅表性胃炎。体外试验幽门螺杆菌对青霉素、氨基糖苷类、四环素类、头孢菌素类、大环内酯类、硝基咪唑类、呋喃类及铋剂敏感。故临床常选用枸橼酸铋钾、阿莫西林、呋喃唑酮、甲硝唑、硫酸庆大霉素缓释片（瑞贝克）等药物 2～3 种,再加上雷尼替丁或奥美拉唑等药物,疗程 10～14 天。

（2）胃壁细胞受体拮抗剂：组胺 H_2 受体、胃泌素受体和乙酰胆碱受体拮抗剂,均能减少胃酸分泌而用于治疗胃炎,尤其对于高胃酸者尤为适宜。临床常用的有西咪替丁、雷尼替丁、法莫替丁等;丙谷胺、阿托品、溴丙胺太林（普鲁本辛）等也可用于本病。哌仑西平（哌吡氮平）能选择性抑制胃酸分泌而对心率、瞳孔、前列腺素及胃肠蠕动均无明显影响,用法：每次 50 mg,每日 2 次口服。奥美拉唑（洛赛克）为质子泵抑制剂,亦可抑制胃酸分泌。

（3）控制和改善胆汁反流的药物：幽门功能紊乱,胆汁反流破坏胃黏膜屏障致胃炎,故可用甲氧氯普胺（胃复安）、舒必利（止呕灵）、多潘立酮（吗丁啉）、莫沙必利及考来烯胺（消胆胺）等治疗,此类药物均有促进胃排空、防止反流的作用。具体用法：甲氧氯普胺每次 10 mg,每日 3 次;舒必利每次 50～100 mg,每日 3 次;多潘立酮每次 10～20 mg,每日 3～4 次;莫沙必利每次 5～10 mg,每日 2～3 次;考来烯胺每次 3～4 g,每日 4 次。

（4）抗胃蛋白酶药物：硫化糖能与胃蛋白酶结合而使

之灭活,避免胃黏膜受损,常用者有硫糖铝、硫酸软骨素等。

幽门螺杆菌感染相关性胃炎能治好吗

幽门螺杆菌感染相关性胃炎是能治好的。目前可采取如下几种措施帮助解决:

(1)主张联合用药,抗生素(两种以上)加铋剂和质子泵抑制剂,可采取三联或四联疗法。

(2)可选用抗生素中的阿莫西林和呋喃唑酮,因很少耐药。

(3)钙离子拮抗剂维拉帕米可降低幽门螺杆菌耐药株对甲硝唑的耐药性,所以也可合用。

(4)第一次杀菌失败后,间隔 2～3 个月后再次进行杀菌治疗。1 个疗程通常不超过 2 周。

抗幽门螺杆菌治疗有哪些方法

幽门螺杆菌根治疗法,是近年来消化性溃疡药物治疗的重大进展。目前有效的治疗药物有多种,如甲硝唑、替硝唑、四环素、阿莫西林、呋喃唑酮、克拉霉素等抗菌药,铋剂、奥美拉唑、雷尼替丁等对幽门螺杆菌也有一定的杀灭和抑制作用。但幽门螺杆菌易产生耐药性,单独使用一种抗菌药物很难达到杀灭全部细菌的目的,对幽门螺杆菌的根治率最高不超过 40%,且易诱导抗药性的产生。治疗时宜采用联合疗法,常用的有二联、三联或四联疗法。

(1)三联疗法

● 联用枸橼酸铋钾(240 mg,每日 2 次×28 天)、四环素(500 mg,每日 4 次×14 天)和甲硝唑(400 mg,每日 2 次×

14 天),对幽门螺杆菌的根治率为 94%,溃疡愈合率可达 92%,并可大大降低医疗费用,是目前根治疗法中最常用的方案。

● 联用枸橼酸铋钾(120 mg,每日 4 次)、阿莫西林 (500 mg,每日 4 次)和甲硝唑(400 mg,每日 2 次),应用 1～2周,对幽门螺杆菌的根治率为 73%。

● 新近用质子泵抑制剂加 2 种抗菌药组成新三联疗法,可明显提高疗效。具有可供选择的方案较多,不良反应较少,根除率高。应用奥美拉唑(20 mg,每日 2 次)、阿莫西林(1 000 mg,每日 2 次)、甲硝唑(400 mg,每日 2 次),治疗 2 周的幽门螺杆菌根除率为 80%～90%;用雷尼替丁 (150 mg,每日 2 次)代替该方案中的质子泵抑制剂,幽门螺杆菌根除率为 88%～89%;用奥美拉唑(20 mg,每日 2 次)、克拉霉素(500 mg,每日 2 次)、替硝唑(500 mg,每日 2 次),治疗 1 周幽门螺杆菌根除率最高可达 95%;用奥美拉唑(或兰索拉唑)加阿莫西林和克拉霉素的 1 周疗法,幽门螺杆菌根除率可达 96%。

(2) 二联疗法:采用质子泵抑制剂(奥美拉唑或兰索拉唑)加 1 种抗生素(阿莫西林或克拉霉素)组成,优点是不良反应少而轻,患者依从性好,但疗效不如三联疗法。

(3) 四联疗法:即在传统三联疗法基础上加质子泵抑制剂或 H_2 受体拮抗剂的 1 周疗法,可进一步提高幽门螺杆菌根除率。

根除幽门螺杆菌的四项用药
原则是什么

(1) 选择合适的药物:幽门螺杆菌能分泌一种碱性物

质，披在细菌的外面起保护作用，使细菌能在胃酸中存活下来。所以单纯用一种药物很难杀死它，通常需用 3 种"武器"联合攻击，在它没有产生耐药性之前将其剿灭。这 3 种"武器"是指质子泵抑制剂或铋剂加上两种抗生素（即三联疗法）。目前，我国由奥美拉唑（洛赛克）、克拉霉素、阿莫西林组成的三联疗法仍然是根除幽门螺杆菌最好的治疗方案。幽门螺杆菌与其他细菌一样，会产生耐药性。患者最好根据医嘱进行治疗，不要自己随便选择或更换抗生素。要了解根除疗效，一定要在治疗结束后至少 4 周进行检查，才能避免出现假阴性。

（2）服药剂量要准确：有些老溃疡病患者对药物的服用方法非常熟悉，如说到奥美拉唑，他们会脱口而出，每天早上吃 1 粒就行，非常方便。但是这样的剂量用于根治幽门螺杆菌就错了。由于幽门螺杆菌对药物的抵抗力很强，选择的药物剂量必须比平时大：如口服奥美拉唑应该"早 1 粒，晚 1 粒"，而阿莫西林和克拉霉素的剂量也应比平时大，服药次数也要增加。这样才能发挥强大的抗菌效力，达到根除目的。如果未遵医嘱服药，擅自按照药物说明书服用，致使剂量偏低，就会达不到理想根除效果。

（3）掌握适当的疗程：根除治疗的疗程一般为 1 周。近年来由于幽门螺杆菌的耐药性增高，导致疗效有不同程度的下降，因此，部分患者可在医师的指导下适当延长疗程。但有的患者为保险起见，自行延长服药时间，结果出现腹胀、恶心、上腹不适等症状。还有的患者将药物的不良反应误认为是治疗不彻底导致溃疡复发，从而延长服药时间，结果病情反而越来越糟，增加了不少痛苦。

（4）进行有效的维持治疗：杀灭了幽门螺杆菌不等于治愈了疾病。以消化性溃疡为例，由于病因十分复杂，抗菌的疗效往往有限,故应在医师的指导下,因人而异地选择适当的药物进行有效的维持治疗。抗菌治疗与维持治疗双管齐下,才能最有效地减少溃疡复发。

如何根除幽门螺杆菌感染

目前根除幽门螺杆菌感染治疗主要靠抗幽门螺杆菌药物进行治疗。幽门螺杆菌在体外对许多抗菌药物都很敏感,但是在体内用药并不那样如意。因为幽门螺杆菌主要寄生于黏液层下面,胃上皮细胞表面,注射途径用药对它无作用,经口给药又因为胃酸环境、黏液层的屏障及胃的不断排空作用,使药效受到了很大的限制。

根除幽门螺杆菌感染的方案有如下选择:

(1)初治方案(一线方案)的选择:① 原发病:如活动期溃疡患者宜选含质子泵抑制剂的方案。② 用药史:一是避免选用有过敏史的药物,二是曾因其他疾病用过硝基咪唑类(如甲硝唑等)及大环内酯类(如克拉霉素等)抗生素的患者,其幽门螺杆菌可能已对这两类抗生素产生耐药性,因此不宜再选用这两类抗生素。③ 经济因素:含 H_2 受体拮抗剂、呋喃唑酮、甲硝唑、四环素的方案费用较低。④ 地区因素:如在我国,甲硝唑耐药率高,随着克拉霉素应用的增加,幽门螺杆菌的耐药率也逐渐增加,故要尽量选用幽门螺杆菌根除率高,不易产生幽门螺杆菌耐药性的方案,这样不仅能减少耐药菌株的产生,而且可显著降低再感染率。

(2)再次治疗方案(二线方案)的选择:初次治疗后有10%~20%的患者幽门螺杆菌根除失败,被"根除"的患者中平均约8%的患者再染,这些患者残留的常为耐药幽门螺杆菌菌株,根除十分困难,再治疗应选用二线方案。选择二线方案最理想的方法是胃黏膜活检做培养和药敏,根据药敏结果选用前述抗幽门螺杆菌药物中敏感品种构成的方案。但幽门螺杆菌培养阳性率低、费用高、时间长,难以在临床常规开展,因此在临床上常将前面所列的二线方案作为再治疗的经验性方案。在二线方案中常含有铋剂、雷尼替丁、枸橼酸铋、阿莫西林、四环素、呋喃唑酮等基本无幽门螺杆菌耐药性的药物。利福布丁(安莎霉素)具有高度的抗幽门螺杆菌活性,尚未广泛应用,耐药菌株极少,也可用于二线治疗。部分二线方案含有甲硝唑或克拉霉素,但研究证明同时应用的铋剂、雷尼替丁、枸橼酸铋、质子泵抑制剂可部分克服这两种抗生素的耐药性。近又有人应用喹诺酮类抗生素,如左氧氟沙星(可乐必妥)0.5 g,每日 1 次;或0.2 g,每日 2 次;莫西沙星(拜复乐)0.4 g,每日 1 次,来替代另一种抗生素组成的治疗方案,也取得一定疗效。

再次治疗方案的选择要注意以下几个方面: ① 治疗原则:四联疗法(质子泵抑制剂 + 铋剂 + 两种抗生素)仍为首选;再次治疗应视初次治疗的情况而定,尽量避免重复初次治疗时的抗生素。② 较大剂量甲硝唑可克服其耐药,四环素耐药率低,两者价格均较便宜,与质子泵抑制剂和铋剂组成的四联疗法可用于补救治疗或再次治疗。③ 呋喃唑酮耐药率低,疗效较好,但要注意药物的不良反应。④ 对于甲硝唑和克拉霉素耐药者应用喹诺酮类药如左氧氟沙星或莫西沙星作为补救治疗或再次治疗可取得较好的疗效。国内对喹诺酮类抗生素的应用经验甚少,选用时要注意观察药物的不良反应。⑤ 治疗方法和疗程:疗程 7 天或 10 天(对于耐药严重的地区,可考虑延长疗程至 14 天以增加幽门螺杆菌根除率,但不要超过 14 天)。在治疗过程中必须密切观察药物的不良反应。

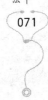

胃动力药有哪些配伍禁忌

胃动力药包括多潘立酮（吗丁啉）、莫沙必利（贝络纳）等，是消化道常用药物。这类药物能增强胃肠蠕动，治疗各种原因引起的恶心、呕吐、腹胀等症状，是功能性消化不良、胃食管反流症、食管下括约肌弛缓症的首选药物。但这类药物不宜与抗胆碱药、抗酸药等消化道药物合用，属于配伍禁忌，服药时应引起注意。

多潘立酮与阿托品、溴丙胺太林（普鲁本辛）合用，其药理作用正好相反，即前者促进胃肠蠕动，后者抑制胃肠蠕动，合用后徒劳无效。

多潘立酮与乳酶生等合用影响不大，但如果与胃蛋白酶合用，由于胃蛋白酶只在酸性条件下作用最强，而使用多潘立酮增强了胃蠕动，使胃蛋白酶迅速到达肠腔，从而失去了适宜的疗效环境，起不到应有的作用，所以两者不宜合用。

多潘立酮可增加对乙酰氨基酚（扑热息痛）、氨苄西林、左旋多巴及四环素等的吸收速率，但可减少地高辛的吸收。

抗酸剂治疗的效力受胃排空速度影响较大，胃排空速度慢，此类药物在胃内停留时间就长，以利分散在胃黏膜表面，保护胃黏膜的作用就越充分，故临床有辅以抗胆碱药减弱胃蠕动，延长胃排空时间，增长抗酸药作用时间的用法。多潘立酮由于增加胃肠蠕动，加速胃的排空。两者合用将缩短抗酸剂在胃内的停留时间，使其疗效降低，应避免合用。

胃动力药与甲氰咪胍、雷尼替丁等合用，由于蠕动加快，缩短了后者在胃中的停留时间，显然会影响其作用发挥,也要尽量避免同时应用。

胃黏膜保护剂如枸橼酸铋钾(丽珠得乐)、硫糖铝等临床常用于治疗慢性胃炎、消化性溃疡。胃黏膜保护剂在胃内能与胃蛋白酶络合,形成复合物,抑制其分解蛋白质,并与胃黏膜的黏蛋白络合形成保护膜,覆盖溃疡面,有利于黏膜再生和溃疡愈合。同时,此类药有抗酸作用。若胃黏膜保护剂与多潘立酮合用,其作用必然由于多潘立酮的胃动力作用而减弱。如果需要联用,必须间隔1小时以上,这样可增强疗效,还可减轻恶心、呕吐症状。

总之,由于胃动力药影响胃排空,凡是受排空影响的药物与这类药物合用,都会使其疗效降低,服用者应注意双方之间的配伍禁忌,不要随意盲目使用。

停药后慢性胃炎反复发作怎么办

慢性胃炎病程较长,症状不严重,许多患者能够忍耐而不治疗,有时随便找点药服用,满足临床症状的缓解。一旦症状缓解,就不再继续用药物调理,更难坚持维持治疗了,所以遇到不良刺激,病情难免复发。

如果不是由幽门螺杆菌引起的慢性胃炎,治疗起来比较棘手,应该对它的病因进行进一步分析。如长期服用非甾体抗炎药,应立即停药,同时用抗酸药或硫糖铝、替普瑞酮(施维舒)等胃黏膜保护剂治疗;如因胆汁反流引起,可服用硫糖铝或氢氧化铝凝胶来吸附胆汁治疗;如果有胃动力学的改变,则应对症处理。有烟酒嗜好者,最好戒除。

慢性胃炎的治疗不要急于求成,用药也要规范,不可滥用抗生素。

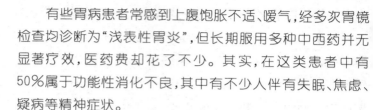

慢性浅表性胃炎有无必要长期服药

有些胃病患者常感到上腹饱胀不适、嗳气，经多次胃镜检查均诊断为"浅表性胃炎"，但长期服用多种中西药并无显著疗效，医药费却花了不少。其实，在这类患者中有50%属于功能性消化不良，其中有不少人伴有失眠、焦虑、疑病等精神症状。

在胃镜检查时，只要见到胃黏膜有充血、水肿而不伴有溃疡、糜烂、出血、肿瘤等实质性病变，一般的都可报告为"浅表性胃炎"。因为胃在大多数时间里都处于工作状态，负荷较重，黏膜难免有不同程度的充血、水肿，所以临床医师应结合患者症状分别诊断为"功能性消化不良"或"慢性浅表性胃炎"。治疗时，患者应戒烟戒酒、避免刺激性食物及暴饮暴食，更要着重精神和安抚疗法，增加体力劳动和锻炼，提高机体的抗病能力和免疫力。适当应用情绪安定剂和胃动力药等对症处理，能让患者理解和接受医师的治疗方案，增强战胜疾病的信心，而完全无需耗费巨资长期服药及频繁胃镜检查，增加无谓的痛苦。如果患者的症状持续、渐重，则应及时复查胃镜，以免漏诊恶性疾病。

慢性浅表性胃炎应禁服哪些药物

慢性浅表性胃炎的患者，因其胃黏膜已处于充血、水肿、点状出血与糜烂状态，因而对其服用的药物有一定的限制。如误服或使用下面几种药物，轻则加重胃黏膜的损伤，使上腹部不适、恶心、呕吐症状加重；重则引起胃溃疡和不易察觉的胃出血，使患者在不知不觉中出现贫血、体质下降、抵抗力低下，容易并发其他疾病。慢性浅表性胃炎患者，应慎用或禁服下列药物：

（1）水杨酸类：阿司匹林、水杨酸钠。

（2）苯胺类：对乙酰氨基酚（扑热息痛）、非那西丁。

（3）吡唑酮类：保泰松、氨基比林。

（4）其他抗炎有机酸：吲哚美辛、布洛芬。

（5）四环素、吗啡。

以上药物可直接刺激胃黏膜，引起上腹部不适、恶心、呕吐，当有活动性胃炎存在时，易引起胃溃疡及不易察觉的胃出血。而且还可抑制体内前列腺素的生物合成，使胃黏膜保护作用减弱，加重胃黏膜损伤。

（6）糖皮质激素：泼尼松、地塞米松、可的松。

中医学对慢性浅表性胃炎的认识如何

中医学对慢性浅表性胃炎的病因认识主要有以下几点。

（1）饮食不节：脾胃同为后天之本，共主受纳、腐熟水谷和运化输布水液精微之功。饮食不当、节制失度，极易损伤脾胃。暴饮暴食，饥饱无常，壅塞呆滞脾胃；或过食生冷，寒积胃脘，败伤中阳，气血凝滞；或恣食肥甘厚味，烈酒浊乳，湿热中阻均可使脾胃纳化升降失常，从而引发胃脘疼痛、腹胀、恶心、呕吐诸证。

（2）七情失和：情志太过，久而不解，均可引起阴阳失衡，气血不和，脏腑功能紊乱。忧思恼怒，情志不畅，肝郁气滞，横逆犯胃，气血壅而不行，出现肝胃不和之证；肝气久郁，化而为火，火灼胃阴，可出现胃脘隐隐灼痛，口干咽燥，大便干等胃阴不足之证；由于气血相依，气滞日久，可致瘀血产生，瘀阻络脉，可出现血瘀胃痛，并可见吐血、便血等证。

（3）六淫之邪：风、寒、暑、湿、燥、火六淫之邪均可内犯脾胃，损及功能而引发本病，尤以寒、湿、燥三邪为甚。感受寒邪或饮食生冷，可致寒犯胃脘，中阳不振出现胃痛喜暖、恶心呕吐及腹泻诸证。湿邪黏腻，呆滞脾胃，壅塞气机可现腹胀、痞满诸证；燥邪入里，灼恋胃阴，可现胃脘隐痛、口干、便秘等胃热阴亏之证。

（4）脾胃虚弱：素体脾胃虚弱，或劳倦内伤，或年老体弱，中气久虚；或饥饱不匀，或食生冷硬物，或肥甘厚味不节，或病中过用寒凉克伐之，重耗脾胃之气；或病后胃气未复，皆能导致胃纳呆钝，脾胃失健，而为胃脘疼痛、窒息痞满、纳差、乏力诸证。

浅表性胃炎的中医学分型有哪几种

关于浅表性胃炎的分型，由于受地理环境、气候因素变化等的影响，各地分型可各不相同。一般认为，浅表性胃炎可以分为以下 5 型：

（1）肝胃不和型：胃脘胀痛，攻撑作痛，痛连两胁，胸闷嗳气，喜叹息。每因烦恼郁怒而痛作。舌苔薄白，脉弦，甚则痛热急迫，心烦易怒，嘈杂吐酸，口干而苦，舌苔黄，脉弦数。

（2）脾胃湿热型：胃脘胀痛或脘腹痞闷，口苦，口中秽味，口渴不欲饮，大便溏薄，小便黄，舌苔黄腻，脉弦滑。

（3）脾胃虚寒型：胃脘隐痛，喜按喜暖，得食痛减，食后胀闷，纳呆少食，神疲乏力，便溏次多，时吐清水，手足欠温，舌质淡，脉细弱。

（4）胃阴不足型：胃脘灼热疼痛，口干思饮，口燥咽干，胃纳欠佳，大便干结，舌红少津，脉细数或细弦。

（5）瘀血阻络型：胃脘疼痛，痛有定处，痛如针刺，痛处拒按，甚则可见吐血或黑便，舌质紫或有瘀斑，脉涩。

中医如何治疗慢性浅表性胃炎

（1）肝胃不和型：治宜疏肝理气，和胃止痛。方用柴胡疏肝饮加减：柴胡 10 g，枳实 10 g，香附 10 g，川芎 10 g，陈皮 6 g，芍药 15 g，炙甘草 3 g。痛甚则加金铃子散，热甚者以丹栀逍遥散加减化裁，伤阴者可用佛手等药。

（2）脾胃湿热型：治宜清利湿热，理气和胃。方用平胃散合三仁汤加减：苍术 10 g，川朴 10 g，制半夏 10 g，陈皮 6 g，茯苓 15 g，杏仁 6 g，蔻仁 3 g（后下），薏苡仁 15 g。食滞内停者可酌加山楂、六曲等。热偏甚者，可合左金丸。胀甚者，可加木香、枳壳。口臭者，可加佩兰。

（3）脾胃虚寒型：治宜温中和胃，健中补虚。方用黄芪建中汤：黄芪 15 g，饴糖 20 g，桂枝 10 g，芍药 15 g，甘草 3 g，生姜 3 片，大枣 7 枚。阳虚甚者可用理中汤加减，痛甚者可加延胡索、五灵脂，便溏者可加焦白术、煨木香、砂仁。

（4）胃阴不足型：治宜养阴益胃。方用益胃汤合竹叶石膏汤：沙参 15 g，麦冬 12 g，玉竹 12 g，生地 15 g，竹叶 10 g，石膏 15 g，半夏 10 g，甘草 3 g，大枣 7 个，其他如玉女煎、一贯煎等亦可酌情加减化裁。

（5）瘀血阻络型：治宜活血化瘀，和络止痛。方用失笑散加味：五灵脂 10 g，蒲黄 10 g，丹参 10 g，延胡索 10 g，枳实 10 g，青陈皮 6 g，香附 10 g，檀香 6 g。瘀血甚者，可选用血府逐瘀汤、膈下逐瘀汤加减。

治疗慢性浅表性胃炎有哪些中成药

目前,临床上常用的治疗慢性浅表性胃炎的中成药有:

(1)保和丸:功效为消食导滞,和胃健脾。适用于饮食停滞胃脘所致纳差、腹胀、泛酸、嗳气等症。

(2)越鞠丸:功效为理气宽中,解郁消胀。适用于胸脘痞闷、腹中胀满、嗳气吞酸。

(3)香砂六君子丸:功效为健脾和胃,理气止痛。适用于胸脘胀闷,呕吐泄泻。

(4)香砂养胃丸:功效为健脾和胃,理气消滞。适用于纳差、乏力、胃痛、腹胀、嗳气、反酸。

(5)舒肝丸:功效为疏肝解郁,和胃止痛。适用于两胁胀痛、腹胀、嗳气、恶心。

(6)气滞胃痛冲剂:功效为疏肝行气,和胃止痛。适用于肝郁气滞之胸痞胀满、胃脘疼痛等。

(7)良附丸:功效为温中祛寒,行气止痛。适用于中焦虚寒之脘腹冷痛、喜暖喜温者。

(8)温胃舒胶囊:功效为扶正固本,温胃养胃,行气止痛,助阳暖土。适用于慢性萎缩性胃炎、慢性浅表性胃炎所引起的胃脘冷痛、胀气、嗳气、纳差、畏寒。

(9)阴虚胃痛冲剂:功效为养阴益胃,缓中止痛。主要用于胃阴不足引起的胃脘部隐隐灼痛、口舌干燥、纳呆干呕等症。

(10)养胃舒冲剂:功效为扶正固本,滋阴养胃,调理中焦,行气消导。主要用于慢性萎缩性胃炎、慢性浅表性胃炎所引起的胃脘灼热、手足心热、口干口苦、纳差等症。

(11)胃乃安胶囊:功效为补气健脾,宁心安神,行气活血,消炎生肌。适用于胃及十二指肠溃疡、慢性胃炎。

(12) 胃康灵胶囊:功效为柔肝和胃,散瘀止血,缓急止痛,去腐生新。适用于慢性胃炎、胃溃疡、胃出血及十二指肠溃疡等症。

(13) 三九胃泰:功效为消炎止痛,理气健脾。适用于浅表性胃炎、糜烂性胃炎、萎缩性胃炎等各型慢性胃炎。

(14) 猴菇菌片:功效为消炎止痛。适用于慢性胃炎、胃及十二指肠溃疡、胃癌、食管癌。

此外,还有胃苏冲剂、舒肝和胃丸、木香顺气丸、补中益气丸等中成药用于慢性浅表性胃炎的治疗,临床应随证加以选择应用。

治疗慢性浅表性胃炎有哪些单验方

(1) 鸡内金 10 g,香橼皮 10 g。共研细末,每服 1～2 g。

(2) 莱菔子 15 g,水煎,送服木香面 4.5 g。

(3) 毕澄茄、白豆蔻各等分。研末,每服 1.5～3 g。

(4) 薏苡仁 30 g,制附子 15 g。研末储存,每服 1.5 g。

(5) 荔枝核,烧焦,每 3 g 加木香 0.5 g。共为细末,热汤调下。

(6) 百合 30 g,丹参 20 g。水煎,空腹服。

(7) 百合 30 g,乌药 9 g,元胡 9 g。水煎服。

(8) 姜黄 18 g,炒香附 15 g。共研末,每服 2～3 g。

(9) 黑香附 12 g,砂仁 3 g,甘草 3 g。共为细末,每服 2～3 g。

(10) 五灵脂(烧烟尽),研细末,每服 6～9 g,开水送下。

(11) 桃仁、五灵脂各 15 g。微炒为末,米醋为丸如小

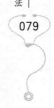

豆粒大,每服 15～20 粒,开水送下,孕妇忌服。

(12) 旋覆花(包)、苏梗各 10 g,清炙枇杷叶(去毛) 12 g,水煎温服。

(13) 诃子 6 g,藿香 6 g,白豆蔻 6 g。共研末,每服 3 g,姜汤送下。

(14) 番石榴 30 g,焙干研细末,过筛。每日 3 次,每服 9 g,饭前半小时服。

(15) 乌贼骨 9 g,木贼草 18 g,川军 9 g。共为细末,每服 6 g,开水送服,早、晚各服 1 次。

(16) 香附 6 g,高良姜 3 g,水煎服。

(17) 三七粉 3 g,白及粉 4.5 g,大黄粉 1.5 g。混合均匀,每日 3 g。

(18) 金香消胀散:郁金 6 g,广木香 6 g,香附 6 g,干姜 6 g。共为细末,日服 1～2 次,每次 3～6 g,米汤送下。

如何选用治疗胃痛的非处方中成药

胃痛主要表现为胃部经常发生的疼痛,且伴有胸脘痞闷、恶心呕吐、吞酸嘈杂、大便溏薄或秘结等。胃痛的病因病机类型较多,治疗胃痛的非处方中成药供胃痛较轻者或已经诊断明确清楚的患者,简单辨证后选用。在服用非处方药后症状不能缓解时,就应去医院检查诊治。常用治胃痛药可按下列分类选用。

(1) 寒邪犯胃型:表现特点为突然胃痛,受寒后疼痛加重,遇暖则痛缓,恶寒,口不渴,舌苔薄白。选用散寒止痛的非处方药温胃舒胶囊(含党参、制附子、炙黄芪、肉桂、山药、制肉苁蓉、炒白术、炒山楂、乌梅、砂仁、陈皮、补骨脂),口服每次 3 粒,每日 2 次;其他剂型有温胃舒颗粒(冲剂)。或选用香砂养胃丸(含木香、砂仁、白术、陈皮、茯苓、制半夏、制香附、炒枳实、豆蔻、厚朴、藿香、甘草),每次9g,日服2次;其他剂型还有浓缩丸、冲剂、软胶囊等。

(2)饮食停滞型:表现特点为胃痛常由暴饮暴食引发,胃痛胀满、嗳腐吞酸或吐出不消化食物,吐后疼痛暂可缓解,舌苔厚腻。可选用消食导滞的香砂平胃颗粒(含苍术、陈皮、甘草、厚朴、香附、砂仁),每服1袋(10g),每日2次;或用水丸,每次1瓶(6g),每日服1~2次。

(3)肝气犯胃型:表现特点为胃脘胀闷、攻撑作痛、痛连两胁、嗳气频繁、大便不畅,每因精神情志因素而发作,苔多薄白。选用疏肝理气和胃的非处方药加味左金丸(含姜炙黄连、吴茱萸、黄芩、柴胡、木香、香附、郁金、白芍、青皮、枳壳、陈皮、延胡索、当归、甘草),每次服6g(100粒),每日2次。或用气滞胃痛颗粒(含柴胡、延胡索、枳壳、香附、白芍、炙甘草),每服1袋(5g),每日3次。也可选用胃苏冲剂(含苏梗、香附、陈皮、香橼、佛手、枳壳),每次服1袋(15g),每日3次。

(4)肝胃郁热型:表现特点为胃脘灼热疼痛,痛较急迫,易怒烦躁,反酸嘈杂,口干苦,舌红苔黄。选用疏肝泄热和胃的六味安消散(含土木香、大黄、山奈、寒水石、诃子、碱花),口服每次1.5~3g(每袋18g),每日2~3次。

慢性胃炎寒热错杂型便秘表现如何? 怎样治疗

慢性胃炎寒热错杂,是上中焦有寒而下焦有热,表现为便干而难,小便黄赤,胃脘胀满疼痛,喜暖喜按,呕恶嗳气反酸,口渴思饮,舌质胖嫩有齿痕,苔黄或黄白相间,治宜辛开苦降、通便和胃,以半夏泻心汤加减,药用半夏、甘草、党参、黄芩、干姜、黄连、瓜蒌、枳实、白术等。半夏泻心汤出自《伤寒论》,临床用治慢性胃炎寒热夹杂型有较好疗效,瓜蒌、枳实行气润肠,能较好导便。

慢性浅表性胃炎有哪些外治疗法? 如何进行

(1)针灸:临床上常选用内关、中脘、足三里、阳陵泉等穴。痞满甚者,加刺膻中、章门;情志抑郁者,加刺期门、太冲;上腹痛甚者,加上脘、梁丘;食滞者加解溪;长期消化不良者,加刺下脘、胃俞、脾俞。亦可采用灸法,选用中脘、足三里、胃俞、脾俞等穴,使用艾条灸或隔姜灸,均每日 1 次或隔日 1 次。

(2)推拿:慢性浅表性胃炎推拿治疗可有摩腹揉穴法、脏腑点穴法、指压配合呼吸法、推颤运点捏脊法等 8 种手法,尤以摩腹揉穴法为常用。其主要是由摩腹、按揉足三里穴、按揉胃俞穴、膏擦足太阳膀胱经四个环节组成,以患者中脘穴为中心,作环形按摩 10～15 分钟;然后医者按揉双侧足三里穴,得气后继续按揉 100 次左右;此后再按揉胃俞穴,得气后再按揉 100 次左右;最后暴露背部,医者在两手小鱼际涂抹少许水杨酸甲酯凡士林油膏,紧贴患者背部自肩胛骨内侧缘至髂嵴,沿足太阳膀胱经循行路线,直线来回摩擦 1～2 分钟,局部有明显的红热反应。每日或隔日 1 次,30 次为 1 个疗程,隔 1～2 周后可重复。

(3)热熨

● 吴茱萸 1 份、食盐 2 份。将吴茱萸研成细末,加入食盐拌匀,在锅内炒热,布包熨于脐部,持续 40 分钟,每天热熨 2 次。适用于寒邪客胃型浅表性胃炎。

● 灶心土、葱白、吴茱萸、薄荷各等量。上药共为粗末,用醋炒热,布包熨于胃脘部。适用于脾胃虚寒型浅表性胃炎。

● 艾叶适量,黄酒 2 份,陈醋 1 份。用法:将艾叶揉烂,加入黄酒,陈醋拌匀,在锅内炒热,分成 2 份,用布包裹,趁热敷于胃脘部,冷则更换,每次 40 分钟,每日 1～2 次。适用于寒邪客胃型浅表性胃炎。

(4) 敷贴

● 生姜、乌梅各适量,用开水浸软后擦舌,每日 5～6 次。适用于胃失和降型浅表性胃炎。

● 金佛草、代赭石各等份。用法:共研为细末,以醋调后,涂于胃脘部。适用于胃失和降型浅表性胃炎。

● 沉香、小茴香、乳香、肉桂、麝香等。制成膏剂,每次 1 贴,微火化开,贴于胃脘部。适用于脾胃虚寒型浅表性胃炎。

● 黄芩、黄连、栀子、白芍、甘草各适量,共为细末,以凉水调成糊状,敷于脐部,外用纱布覆盖,胶布固定,每 2 日换药 1 次。适用于热邪阻胃型浅表性胃炎。

(5) 药袋:三棱 15 g,莪术 15 g,肉桂 10 g,陈艾 45 g,木香 10 g,草果 10 g,公丁香 10 g,水仙子 15 g,红花 15 g,高良姜 12 g,砂仁 6 g。共为细末,布折成双层,内铺棉花,将药末铺在棉花中间,用线缝好,防止药末堆积和漏出,日夜兜在胃脘部,药末每隔 1 个月换 1 次。适用于浅表性胃炎。

慢性浅表性胃炎患者怎样调养

(1) 消除病因。彻底治疗急性胃炎;戒烟限酒;避免有

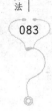

刺激性的食品和药物;治疗口腔慢性感染,饮食规律等。

（2）如有营养不良或贫血,应多给蛋类、多食新鲜蔬菜和动物肝脏、肾脏等。

（3）胃酸过多者,应禁用浓缩肉汤及酸性食品,以免引起胃酸分泌更多,可用牛奶、菜泥、淀粉、面包、馒头等,味要清淡,少盐。

（4）胃酸过少者可给浓肉汤、肉汁以刺激胃酸的分泌,帮助消化,促进食欲。

（5）细嚼慢咽:纠正不良饮食习惯,避免对胃有刺激的饮食,饮食宜软易消化,避免过于粗糙、过于浓烈的香辛料和过热、过冷饮食。要养成细嚼慢咽,以达到易于消化、减轻对胃刺激的目的,少吃盐渍、烟熏、不新鲜食物。

慢性浅表性胃炎患者的饮食原则有哪些

（1）限制多渣食物,多吃软食:食用易于消化的食品,尽量减少对胃黏膜的刺激,细嚼慢咽,让牙齿把食物完全磨碎使食物能与胃液充分混合。免用生冷、酸辣和硬质食品。少食多餐,粗粮细做。应避免吃油煎、油炸食物以及含粗纤维较多的芹菜、韭菜、豆芽、火腿、腊肉、鱼干及各种粗粮。这些食物不仅粗糙不易消化,而且还会引起胃液大量分泌,加重胃的负担。但经过加工制成菜泥等易消化的食物可以食用。

（2）加强营养:应选用易消化、含足够热量、蛋白质和维生素丰富的食物。如稀饭、细面条、牛奶、软米饭、豆浆、鸡蛋、瘦肉、豆腐和豆制品。富含维生素 A、维生素 B 族、维生素 C 的食物,如新鲜蔬菜和水果等。这些食物可以增强机体抵抗力,有助于修复受损的组织和促进溃疡愈合。胃酸多的患者应少喝牛奶。

(3)不吃刺激性大的食物:禁吃刺激胃酸分泌的食物,如肉汤、生葱、生蒜、浓缩果汁、咖啡、酒、浓茶等,以及过甜、过酸、过咸、过热、生、冷、硬等食物。甜食可增加胃酸分泌,刺激溃疡面加重病情。过热食物刺激溃疡面,引起疼痛,甚至使溃疡面血管扩张而引起出血。辛辣食物刺激溃疡面,使胃酸分泌增加。过冷、过硬食物不易消化,可加重病情。另外,溃疡患者还应戒烟,烟草中的尼古丁能改变胃液的酸碱度,扰乱胃幽门正常活动,诱发或加重溃疡病。

(4)制定合理的饮食制度:吃饭定时定量,细嚼慢咽,少说话,不看书报,不看电视。保持思想松弛,精神愉快。在溃疡活动期,以进食流质或半流质、易消化、富有营养的食物为好。以前有学者为溃疡患者制定了少吃多餐制,以避免过饱或过饥。研究表明,尽管进食可暂时缓解疼痛,但少食多餐不断地刺激胃酸分泌,使胃酸分泌整日处在活跃状态,显然不利于溃疡病愈合。因此,除急性发作期并发出血、呕血时短期少食多餐外,平时应坚持一日三餐规律进食。

(5)烹调要恰当:以蒸、烧、炒、炖等法为佳。煎、炸、烟熏等烹制的菜不易消化,在胃内停留时间较长,影响溃疡面的愈合。

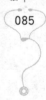

～ 慢性浅表性胃炎如何施用药膳疗法 ～

(1)白术猪肚粥:白术 30 g,猪肚 1 只,粳米 60 g,生姜少许。将猪肚洗净切成小片,同白术、生姜加水 1 000 ml,煎煮取汁约 600 ml,再加粳米同煮成粥,早、晚各 1 次温服。

适用于慢性浅表性胃炎之脾胃虚弱的食欲不振、脘腹作胀、大便滞下等症。

（2）曲末粥：神曲 10～15 g，粳米 30～60 g。将神曲捣碎，加水 2 000 ml，煎至 1 000 ml 取汁，再加入粳米煮成稀粥，分早、晚 2 次温服。适用于脾胃虚弱者食欲不振、食积难消、嗳腐吞酸、脘闷腹胀等症。

（3）甘松粥：甘松 5 g，粳米 50 g。先煎甘松取汁，另将粳米煮成稀粥后，入甘松汁，稍煮 1～2 沸即可。分早晚 2 次空腹服。适用于气闷胸痛、脘腹胀满、食欲不振、胃寒呃逆、呕吐诸证。

（4）玉竹粥：鲜玉竹 30～60 g，粳米 60 g，冰糖少许。将鲜玉竹洗净，除去根须、切碎，加水 1 000 ml，煎取浓汁约 500 ml，再加入粳米煮为稀粥，和入少许冰糖即可，每日分 3～4 次服。适用于胃火炽盛或阴虚内热，消谷善饥之胃炎患者。

（5）豆蔻馒头：白豆蔻 15 g，面粉 1 000 g，酵母 50 g。将白豆蔻研为细末，待面粉发酵后，一起加入制成馒头。适用于脾胃气滞的脘腹胀痛，食欲不振或胃脘冷痛，恶心呕吐等。

（6）椒面饼：蜀椒 6 g，白面粉 60 g，葱白 2 茎。将蜀椒去闭口者，去椒目，焙干研末，与面粉拌和，加水揉成小饼状。将水烧沸，下椒面饼，煮熟后，放入葱白，并加味精、香油、精盐等调味。吃面饼喝汤。适用于寒凝气滞之胃脘冷痛、胀闷不舒、食欲不振等。

（7）石斛花生：鲜石斛 30 g，花生仁 50 g。先用石斛煎水，再加入花生同煮，至花生熟，水焖干为度，平时嚼服花生。适用于胃阴不足的胃脘灼痛、食欲不振、大便秘结。

（8）玉竹焖鸭：玉竹 50 g，沙参 50 g，老鸭 1 只，生姜、大葱、味精、食盐等调味品各适量。将老鸭宰杀后，除去毛和内脏,洗净,放沙锅内;将沙参、玉竹放入,加清水适量。先以大火煮沸,再用小火焖煮 1 小时以上,至鸭肉扒烂为止。去药渣,放入调味品,再烧汤。温服,吃肉喝汤及佐餐食物。适用于慢性胃炎之胃阴不足证,胃脘隐痛、口干咽燥、大便秘结等。

(9) 陈皮鸡:陈皮 20 g,香附 15 g,鸡肉 60 g,葱白 10 茎,生姜 6 g,调味品适量。将嫩公鸡肉洗净,切小块备用。将陈皮洗净,醋炒香附,放入沙锅中煎取药汁 200 ml,将生姜切如米粒状,葱白切碎。将鸡肉先用热油锅炒,兑入药汁,加适量清水;先以大火煮沸,再以小火焖至药汁干涸;放姜粒、葱白、料酒、味精、酱油,炒拌而成。以佛手酒 50 ml 送服,每日 1 次,连吃 3~5 日。适用于慢性浅表性胃炎之脾胃虚弱、肝胃不和、肠胃气滞证,证见脘胁胀痛、食少不化、嗳气、恶心、舌苔白腻。

慢性萎缩性胃炎

什么是慢性萎缩性胃炎

慢性萎缩性胃炎是慢性胃炎的一种类型,呈局限性或广泛性的胃黏膜固有腺萎缩(数量减少,功能减低),常伴有肠上皮化生及炎性反应,其诊断主要依靠胃镜发现和胃黏膜活组织检查的病理所见。随着年龄的增长,本病的发生率也随之增高,病变程度也加重,故有人认为慢性萎缩性胃炎是中老年胃黏膜的退行性变,是一种"半生理"现象。胃癌高发区慢性萎缩性胃炎的发病率比低发区高。

慢性萎缩性胃炎的临床表现为食欲减退、恶心、嗳气、上腹部饱胀或钝痛，少数患者可发生上消化道出血、消瘦、贫血、脆甲、舌炎或舌乳头萎缩等。

由于慢性萎缩性胃炎发病率高，且临床上常反复发作，不易治愈，又与胃癌的发生关系密切，因而慢性萎缩性胃炎越来越受到人们的重视。

慢性萎缩性胃炎有哪些病因

慢性萎缩性胃炎的病因迄今尚未明了，可能与下列因素有关：

（1）慢性浅表性胃炎的继续：慢性萎缩性胃炎可由慢性浅表性胃炎发展而来。慢性浅表性胃炎的病因均可成为慢性萎缩性胃炎的致病与加重因素。

（2）遗传因素：据调查，慢性萎缩性胃炎患者的第一代亲属间，慢性萎缩性胃炎的发病率明显增高，恶性贫血的遗传因素也很明显。有亲戚关系的发病率比对照组大 20 倍，说明慢性萎缩性胃炎可能与遗传因素有关。

（3）金属接触：铅作业工作者胃溃疡发病率高，胃黏膜活组织检查发现萎缩性胃炎发病率也增高。除铅外很多重金属如汞、铜及锌等对胃黏膜都有一定的损伤作用。

（4）放射：放射治疗胃癌或其他肿瘤，可使胃黏膜损伤甚至萎缩。

（5）缺铁性贫血：很多事实说明缺铁性贫血与萎缩性胃炎关系密切，但是贫血引起胃炎的机制尚不明了。有些学者认为胃炎是原发病，因为胃炎胃酸低致铁不能吸收，或因胃出血以致形成贫血；另一种意见认为先有贫血,因为身体内铁缺乏使胃黏膜更新率受影响而容易发生炎症。

（6）生物性因素：慢性传染病如肝炎、结核病等对胃的影响也引起了人们的注意。慢性肝病患者常有慢性胃炎的症状和体征,胃黏膜染色也证实在乙肝患者胃黏膜内有乙肝病毒的抗原抗体复合物。所以慢性传染病特别是慢性病毒性肝炎对胃的影响值得注意。

（7）体质因素：临床统计结果显示本病的发生与年龄呈显著的正相关。年龄越大,胃黏膜功能"抵抗力"也越差,容易受外界不利因素的影响而造成损伤。

（8）胆汁或十二指肠液反流：由于幽门括约肌功能失调或胃空肠吻合术后,胆汁或十二指肠液可反流至胃内,并破坏胃黏膜屏障,促使氢离子及胃蛋白酶逆弥散至黏膜内引起一系列病理变化,从而导致慢性浅表性胃炎,并可发展为慢性萎缩性胃炎。

（9）幽门螺杆菌感染：研究发现,在 60%～90% 的慢性胃炎患者的胃黏膜中培养出幽门螺杆菌。

此外,诸如饮食不当、长期嗜烟酒、滥用药物、上呼吸道慢性炎症、中枢神经功能失调,使胃黏膜受损,以及胃大部切除术后,分泌胃泌素的胃窦区切除,致使胃黏膜营养障碍等,均易导致胃黏膜受损而发生萎缩、炎症变化。

免疫因素与慢性萎缩性胃炎
有何关系

在萎缩性胃炎,特别是胃体胃炎患者的血液、胃液或在萎缩黏膜的浆细胞内,常可找到壁细胞抗体或内因子抗体,故认为自身免疫反应是慢性萎缩性胃炎的有关病因。有研

究发现,少数胃窦胃炎患者有胃泌素分泌细胞抗体,它是细胞的特殊自身免疫抗体,属免疫球蛋白 G(IgG)系。部分萎缩性胃炎患者体外淋巴细胞转化试验和白细胞移动抑制试验有异常,提示细胞免疫反应在萎缩性胃炎的发生上也有重要意义。

十二指肠液反流造成慢性萎缩性胃炎的机制如何

1964 年,通过动物实验发现了十二指肠液进入胃内可引起浅表性、萎缩性胃炎和上皮增生。此后,经纤维胃镜亦证实了十二指肠液是引起慢性胃炎的一个主要原因。

十二指肠内容物(主要是胆酸,其次是溶血卵磷脂和胰酶)经常反流入胃可引起胃炎,主要与胃黏膜屏障被破坏有关。胃黏膜屏障包括胃腔表面的黏液和黏膜上皮细胞。后者含脂蛋白层,能屏障氢离子从胃液逆弥散至胃壁,因而能保持胃内酸度及蛋白酶的活力,并防止酸及蛋白酶侵入胃壁。胆酸(在胃内以胆盐形式存在)系脂溶性物质,可破坏黏膜细胞的脂蛋白层,引起黏膜炎症,并使氢离子逆弥散入胃壁,而黏膜仍生存,能分泌胃酸及胃蛋白酶,胃酸(氢离子)逆向弥散进入黏膜,刺激肥大细胞释放组胺,后者又刺激壁细胞分泌盐酸,并引起组织发炎及水肿;而且酸还能损坏血管导致出血。氢离子在胃壁内为胃蛋白酶的活性提供一个适宜的酸碱度(pH 值),这样会引起胃黏膜糜烂、炎症,形成浅表性胃炎,浅表性胃炎久而不愈逐渐发展成萎缩性胃炎。一般认为,萎缩性胃炎患者胃酸减低,并不是单纯由于胃泌酸功能降低,主要是由于胃黏膜细胞屏障破坏,以致胃腔内氢离子逆弥散至胃壁所致。

慢性萎缩性胃炎的临床表现有哪些

慢性萎缩性胃炎的临床表现不仅缺乏特异性，而且与病变程度并不完全一致。临床上，有些慢性萎缩性胃炎患者可无明显症状。但大多数患者可有上腹部灼痛、胀痛、钝痛或胀满、痞闷（尤以食后为甚）、食欲不振、恶心、嗳气、便秘或腹泻等症状。严重者可有消瘦、贫血、脆甲、舌炎或舌乳头萎缩，少数胃黏膜糜烂者可伴有上消化道出血。其中Ａ型萎缩性胃炎并发恶性贫血在我国少见。本病无特异体征，上腹部可有轻度压痛。

慢性萎缩性胃炎为什么会导致贫血

慢性萎缩性胃炎合并恶性贫血多发生在Ａ型萎缩性胃炎，经研究发现Ａ型萎缩性胃炎患者血清和胃液中存在内因子抗体（IFA），其有结合型和阻滞型之分。阻滞型抗体能阻滞维生素 B_{12} 在胃内与内因子结合，致使维生素 B_{12} 不能吸收；而结合型抗体可与内因子-维生素 B_{12} 复合物结合。内因子的缺乏，维生素 B_{12} 吸收不良从而导致了恶性贫血的发生。而Ｂ型萎缩性胃炎主要累及胃窦部，胃黏膜胃酸分泌功能基本正常，维生素 B_{12} 吸收很少发生障碍，故一般不会发生恶性贫血。

除了恶性贫血以外，慢性萎缩性胃炎亦可导致缺铁性贫血，其主要原因是：

（1）主细胞和壁细胞分泌胃蛋白酶和胃酸的功能受损，影响食物中铁的吸收。

（2）萎缩性胃炎产生黏多糖减少，影响了无机铁在胃肠中的运送,减少了铁的吸收。

（3）黏膜因各种原因破损所致的慢性失血。造血原料铁的缺乏加之慢性失血,故极易造成缺铁性贫血。此外,慢性萎缩性胃炎的患者,常因上腹部疼痛,食欲减退,摄入量不足亦是造成贫血的一方面因素。

慢性萎缩性胃炎为什么会出现腹泻

慢性萎缩性胃炎的黏膜层有炎症及纤维化,腺体广泛破坏,腺体损失半数以上,出现肠上皮化生或假幽门腺化生,使黏膜层变薄,黏膜肌层增厚,进一步发展成胃黏膜萎缩时,黏膜内炎症浸润几乎消失,胃固有腺体明显萎缩,甚至消失,并且为修复后的纤维组织和残存的其他间质成分所代替。由于慢性胃炎的持续存在,加之腺体损伤,导致胃酸、胃蛋白酶的缺乏,在一定程度上影响食糜的消化吸收,使产生的免疫球蛋白 G(IgG)、免疫球蛋白 M(IgM)型细胞和巨噬细胞增加,抑制细胞毒 T 细胞较辅助诱导 T 细胞增高,G 细胞减少等全身免疫功能紊乱和肠功能紊乱。故临床上可出现间断性消化不良性腹泻的症状。

慢性萎缩性胃炎是如何分型的

早在 1973 年,Strickland 等根据萎缩性胃炎血清免疫学检查与胃内病变的分布,将其分为 A 型与 B 型两个独立的类型。

A 型萎缩性胃炎病变主要见于胃体部,多弥漫性分布,胃窦黏膜一般正常,血清壁细胞抗体阳性,血清胃泌素增高,胃酸和内因子分泌减少或缺少,易发生恶性贫血,又称为自身免疫性胃炎。

B 型萎缩性胃炎病变多见于胃窦部,呈多点性分布,血清壁细胞抗体阴性,血清胃泌素多正常,胃酸分泌正常或轻度减低,无恶性贫血,较易并发胃癌,这是一种单纯性萎缩性胃炎。此后,Glass 将同时影响胃窦、胃体的萎缩性胃炎称为 AB 型。

在我国,若按 Strickland 分类法,B 型萎缩性胃炎为多见,A 型萎缩性胃炎很少见,且有一部分萎缩性胃炎患者既有胃窦炎症,又有壁细胞抗体,不能列入上述两个类型,故国内不少学者提出了适合于我国具体情况的分类方法,将慢性萎缩性胃炎分为 A1 型、A2 型、B1 型和 B2 型。其分型主要根据自身抗体的情况,血清壁细胞抗体阳性属 A 型,血清壁细胞抗体阴性属 B 型。A 型中又分为两个亚型,胃窦无病变者为 A1 型,胃窦、胃体均有病变者为 A2 型;B 型则根据胃体和胃窦病变的轻重程度分为 B1 型(胃窦病变较胃体重)和 B2 型(胃体病变较胃窦重或胃体、胃窦病变相似者)两个亚型。

总之,目前对慢性萎缩性胃炎尚无完全统一的分类方法,人们习惯上仍沿袭 Strickland 分类法,将慢性萎缩性胃炎分为 A 型和 B 型。

A 型和 B 型萎缩性胃炎各自特点是什么? 如何鉴别

根据萎缩性胃炎发生的部位结合免疫学改变,包括自身免疫试验和血清胃泌素测定,Strickland 将萎缩性胃炎分为 A、B 两型。

A 型萎缩性胃炎系自身免疫性疾病,自体抗体阳性。

由于自身免疫性损伤发生在壁细胞,故病变以胃体部较重,胃体腺被破坏而萎缩,故胃泌酸功能明显降低或无酸,并因此而引起血清胃泌素水平增高,最后可发展成胃萎缩。食物中维生素 B_{12} 可与壁细胞分泌的内因子(IF)结合成内因子维生素 B_{12} 复合物,它有助于维生素 B_{12} 的吸收。在 A 型萎缩性胃炎患者血清中均可发现内因子抗体(IFA),主要为免疫球蛋白 G(IgG),有结合型和阻断型之分。结合型 IFA 可与内因子或内因子维生素 B_{12} 复合物结合,而阻断型 IFA 阻断内因子与维生素 B_{12} 结合,从而影响维生素 B_{12} 的吸收。A 型患者常伴恶性贫血(16%),而其中 60% 的恶性贫血有阻断型 IFA。我国萎缩性胃炎主要见于胃窦部,发生于胃体者少,这与我国很少有恶性贫血相符合。

B 型萎缩性胃炎并非免疫性疾病,自身抗体呈阴性。其发病与十二指肠液反流或其他化学、物理损伤有关,胃窦部黏膜较胃体部黏膜通透性更强(氢离子逆弥散的能力胃窦部强于胃底部 20 倍)。由于胃窦的黏膜屏障作用比其他部位小,加以易受十二指肠液及其内容物反流的影响,故胃窦部最易受累。胃体部病变轻,故胃泌酸功能一般正常。胃窦部病变损害了幽门腺中的 G 细胞,胃泌素分泌减少,故一般血清胃泌素水平低下。萎缩性胃炎的癌变以 B 型为主,其癌变过程可长达 10 多年或更久。

慢性萎缩性胃炎内镜下有哪些表现

(1)胃黏膜颜色变淡:呈淡红、灰黄,重者呈灰白或灰蓝色。可为弥漫性,也可呈局限性斑块状分布。周边境界不清。可表现为红白相间,以白为主,它是黏膜萎缩镜下最早表现。

（2）黏膜下血管透见：黏膜萎缩使黏膜下血管可见。萎缩初期可见黏膜内暗红色网状细小血管,严重者可见黏膜的蓝色树枝状较大静脉。血管显露是慢性萎缩性胃炎的重要内镜特征。但应注意,在正常胃底部过度充气使胃内压过高时,胃黏膜可透见血管网。

（3）黏膜皱襞细小甚至消失：当注气入胃后,皱襞很快消失,空气排除后,皱襞恢复较慢,且胃内分泌物少,有时黏膜干燥,反光减弱。

（4）当慢性萎缩性胃炎伴有腺体颈部过度增生或肠上皮化生时,黏膜表面粗糙不平,呈颗粒状或结节状,有时可见假息肉形成,而黏膜下血管显露的特征常被掩盖。镜下肉眼观察虽可初步判断肠上皮化生,但必须经胃黏膜病理检查才能确诊。

（5）萎缩黏膜脆性增加,易出血,并可有糜烂灶。

（6）慢性萎缩性胃炎可同时伴有慢性浅表性胃炎的表现,如充血红斑、附着黏液,以及反光增强等。若以浅表性胃炎的改变为主,称浅表-萎缩性胃炎。以慢性萎缩性胃炎改变为主,则称萎缩-浅表性胃炎。

慢性萎缩性胃炎病理变化有哪些

慢性萎缩性胃炎的主要病变为胃固有腺(在胃窦部为幽门腺、胃底部为胃底腺、在贲门为贲门腺)的萎缩,肠上皮化生及炎性反应。

慢性萎缩性胃炎的炎性反应与浅表性胃炎相似,但较其为重,固有腺中有大量淋巴细胞和浆细胞浸润。浸润深度常达黏膜肌层,形成淋巴集结和淋巴滤泡等也较多。炎症细胞亦可浸润腺体,破坏腺体结构,使腺腔内充满炎症

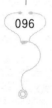

细胞。

腺体萎缩发生于腺颈部以下的固有腺体,主要表现为腺体缩小,数目减少;萎缩重者,大部分腺体丧失,黏膜变薄。萎缩区常被浸润的炎症细胞、增生或化生的腺体所占据。其中可见不规则分布的残留腺体,有时呈现囊状扩张。胃体部腺体萎缩,主要是壁细胞和主细胞萎缩消失,严重者两种细胞完全消失,因此胃酸和胃蛋白酶的分泌也随之消失;胃窦的萎缩使胃窦黏液腺丧失,中性黏液的分泌减少。萎缩较重部位,表面上皮及小凹上皮亦发生萎缩,小凹变浅甚至变平。根据固有腺受影响的情况可将慢性萎缩性胃炎分为轻度、中度和重度三级,即胃的固有腺体较正常量减少1/3 以内者为轻度,减少 1/3～2/3 者为中度,减少 2/3 以上者为重度。慢性萎缩性胃炎随病情发展可形成全胃萎缩,其时整个胃体黏膜萎缩变薄,所有腺体完全消失或代之以肠化生腺体。

肠上皮化生在萎缩性胃炎时很常见,它是萎缩性胃炎的比较突出的病变。其常发生于幽门窦,继而向小弯、大弯、胃体部扩展。肠上皮化生轻者只是少量的杯状细胞,重者可见大量的肠绒毛上皮。此外,尚可见潘氏细胞及嗜银细胞,腺窝增生屈曲延长,黏膜肌正常或增高,黏膜全层变薄。

此外,萎缩性胃炎病变中亦可见腺体不典型增生,这是一种癌前病变状态,如不及时治疗,就可能发展成胃癌。

慢性萎缩性胃炎的病理诊断标准如何

慢性萎缩性胃炎的病理诊断标准有:

(1) 固有腺体萎缩,减少 1/3 以内者为轻度,减少 1/3～

2/3 者为中度,减少 2/3 以上者为重度。

（2）黏膜肌层增厚。

（3）肠上皮化生或假幽门腺化生（可有可无）。

（4）固有膜炎症（可有可无）。

（5）淋巴滤泡形成（可有可无）。

慢性萎缩性胃炎的 X 线表现如何

慢性萎缩性胃炎是胃黏膜的一种退行性改变,除胃黏膜有炎症细胞浸润外,主要表现为黏膜固有腺体的萎缩,致使胃黏膜变薄,或同时伴有肠上皮化生或增生性改变。

X 线检查对慢性萎缩性胃炎缺乏明确的诊断意义。大多数萎缩性胃炎在 X 线胃钡餐检查时无异常发现。气钡双重造影多显示胃张力减低,胃黏膜皱襞平坦、变细,尤其是胃体部大弯侧的锯齿状黏膜纹变细或消失,胃底部光滑,部分胃窦炎胃窦黏膜可呈锯齿状或黏膜粗乱等表现。慢性萎缩性胃炎伴肠上皮化生成增生性改变时,胃黏膜可呈凹凸不平,即所谓的"Ⅳ型胃小区"。

当慢性萎缩性胃炎黏膜高度萎缩时,黏膜平坦光滑,即所谓胃萎缩时,其 X 线检查征象可比较明显,主要表现为:

（1）管状胃,站立位时,胃的大、小弯平滑,尤以大弯侧明显,大小弯边缘几乎呈平行走行;

（2）胃泡变小,大弯侧及胃底部皱襞消失呈光秃平坦状;

（3）胃大弯侧皱襞亦可呈浅薄的锯齿状,胃扩张时极易消失;

（4）全胃张力低下。

慢性萎缩性胃炎胃液分析情况如何

　　慢性萎缩性胃炎病变主要累及腺体,影响分泌功能,故临床上慢性萎缩性胃炎的胃液分析较正常多会有所改变。胃液分析情况不仅在一定程度上可反映病情轻重,而且有助于慢性萎缩性胃炎的分型诊断。

　　正常胃内容物 pH 为 1.3～1.8,用增大组胺或五肽胃泌素剂量的方法测定每小时基础胃泌酸量(BAO)、最大泌酸量(MAO)和高峰泌酸量(PAO),以了解胃酸缺乏程度,并测定 pH 值。胃液 pH≥7.0 者,称无酸;胃液 pH≥3.5 者,称为低酸。慢性萎缩性胃炎的胃液分泌量一般较正常人为少。胃酸的缺乏程度根据萎缩性病变部位和范围而定:B 型萎缩性胃炎病变局限在胃窦部,其胃酸可正常或低酸;A 型萎缩性胃炎病变在胃体部,壁细胞损害严重则可出现低酸或无酸。

 如何诊断慢性萎缩性胃炎

　　慢性萎缩性胃炎在临床上无特异性表现,故诊断慢性萎缩性胃炎需要临床表现结合相关辅助检查,尤其是胃镜检查及胃黏膜活组织检查。下面系统地介绍慢性萎缩性胃炎的诊断依据:

　　(1)临床表现: 主要为食欲减退、恶心、嗳气、上腹部饱胀或钝痛,少数患者可以发生上消化道出血、消瘦、贫血、脆甲、舌炎或舌乳头萎缩等。

　　(2)实验室检查

　　● 胃液分析:A 型萎缩性胃炎患者多无酸或低酸,B 型萎缩性胃炎患者可正常或低酸。

● 胃蛋白酶原测定：胃蛋白酶原由主细胞分泌，慢性萎缩性胃炎时，血及尿中的胃蛋白酶原含量减少。

● 血清胃泌素测定：胃窦部黏膜的 G 细胞分泌胃泌素。A 型萎缩性胃炎患者，血清胃泌素常明显增高；B 型萎缩性胃炎患者胃窦黏膜萎缩，直接影响 G 细胞分泌胃泌素功能，血清胃泌素低于正常。

● 免疫学检查：壁细胞抗体（PCA）、内因子抗体（IFA）、胃泌素分泌细胞抗体（GCA）测定，可作为慢性萎缩性胃炎及其分型的辅助诊断。

（3）X 线检查：X 线胃钡餐检查大多数萎缩性胃炎患者无异常发现。气钡双重造影可显示胃体黏膜皱襞平坦、变细，胃体大弯的锯齿状黏膜皱襞变细或消失，胃底部光滑，部分胃窦炎胃黏膜可呈锯齿状或黏膜粗乱等表现。

（4）胃镜及活组织检查：胃镜检查及活检是最可靠的诊断方法。胃镜诊断应包括病变部位、萎缩程度、肠化生及不典型增生的程度。肉眼直视观察萎缩性胃炎的黏膜多呈苍白或灰白，皱襞变细或平坦。黏膜可表现红白相间，严重者有散在白色斑块。黏膜下血管显露为萎缩性胃炎的特征，可见到红色网状小动脉或毛细血管，严重的萎缩性胃炎，可见有上皮细胞增生形成细小颗粒或较大结节。亦有黏膜糜烂、出血现象。胃黏膜活检病理主要为腺体不同程度萎缩、消失，代之以幽门腺化生或肠腺化生，间质炎症浸润显著。

如何区分慢性浅表性胃炎与
慢性萎缩性胃炎

慢性浅表性胃炎和慢性萎缩性胃炎同属于慢性胃炎，

两者临床表现极为相似,故区分慢性浅表性胃炎和慢性萎缩性胃炎要结合相关辅助检查,尤以胃镜和胃黏膜活检为重要。两者主要区别如下:

1. 胃黏膜活检

(1)慢性浅表性胃炎的基本病变是上皮细胞变性,小凹上皮增生及固有膜内炎性细胞的浸润,亦偶可见到表面上皮及小凹上皮肠化生。本病的炎性病变主要累及胃黏膜浅层,有时也可累及深层。经国内病理专业组讨论规定,按炎症细胞浸润深浅度,浅表性胃炎可分为轻、中、重 3 级。胃黏膜自表面至深部分成 3 等分,细胞浸润仅累及表浅 1/3 者为轻度,累及 2/3 以内者为中度,超过 2/3 者为重度。无论炎性病变轻重如何,浅表性胃炎的胃腺体(贲门腺、胃底腺、幽门腺)始终正常,没有破坏或数目减少。浅表性胃炎进一步发展,其固有腺因炎症破坏而减少,可转化成萎缩性胃炎。

(2)慢性萎缩性胃炎,是以胃黏膜固有腺萎缩(数量减少、功能减低)为其突出病变,常伴有肠上皮化生及炎性反应。按影响固有腺的程度,将慢性萎缩性胃炎分为轻度、中度及重度 3 级。胃的固有腺(在胃窦部为幽门腺、胃底部为胃底腺、在贲门为贲门腺)减少 1/3 者为轻度,减少 1/3~2/3 者为中度,减少 2/3 以上者为重度。

2. 胃镜检查

(1)慢性浅表性胃炎在胃镜下的表现主要有:① 胃黏膜充血、水肿,充血区和水肿区可交叉存在,形成红白相间,并以充血的红色为主;② 胃黏膜表面附着黏稠的灰白色或淡黄色黏液斑;③ 胃黏膜有出血点;④ 有时黏膜上可看到小的糜烂。

(2)慢性萎缩性胃炎在胃镜下的表现是:① 胃黏膜颜

色变淡,呈淡红、灰黄,重者呈灰白或灰蓝色。可为弥漫性,也可呈局限性斑块状分布;② 黏膜下血管显露,萎缩初期可见黏膜内暗红色网状细小血管,严重者可见黏膜的蓝色树枝状较大静脉;③ 黏膜皱襞细小甚至消失;④ 当萎缩性胃炎伴有腺体颈部过度增生或肠上皮化生时,黏膜表面粗糙不平,呈颗粒状或结节状;⑤ 萎缩黏膜脆性增加,易出血,并可有糜烂灶。

3. 实验室检查

(1) 慢性浅表性胃炎,因为胃腺体正常,胃分泌功能没有受到影响,胃液量、胃酸、胃蛋白酶原均可正常。

(2) 慢性萎缩性胃炎,由于固有腺体的萎缩,胃液分泌量一般较正常人为少。A型萎缩性胃炎,壁细胞明显受损,故泌酸减少,甚或无酸。B型萎缩性胃炎泌酸功能分析可呈正常或低酸状态。血和尿中胃蛋白酶原(为主细胞所分泌)测定,也可因萎缩而含量低下。此外,壁细胞抗体(PCA)、内因子抗体(IFA)、胃泌素细胞分泌抗体(GCA)测定阳性,有助于慢性萎缩性胃炎的诊断。

萎缩性胃炎伴不典型增生严重吗

萎缩性胃炎伴不典型增生是一种癌前病变。所谓癌前病变是指患有该病的人与一般人群相比,经过一定时间后病灶癌变的可能性会增大,但并不是说病变就一定会发展成为癌症。萎缩性胃炎患者一定要改变生活方式,积极治疗并定期复查。首先戒烟酒,忌吃腌制、熏烤、霉变食物与粗糙、生冷或过热食物,忌辛辣酸咸等味道过于浓烈的刺激性食物,饮食宜软、易消化且应细嚼慢咽。注意保持乐观的心态,劳逸结合,锻炼身体,增强体质。选用养阴和胃、理气活血的中药有一定疗效。还可以应用保护胃黏膜、促进上皮生长的药物和促动力药。如有幽门螺杆菌感染，一定要根除。关键是要定期复查，可酌情3个月至1年复查1次胃镜加病理检查。重度不典型增生可按早期胃癌来处理。

萎缩性胃炎会癌变吗

萎缩性胃炎和胃癌有着紧密关系，据不同报道，萎缩性胃炎癌变率为2.5%～10%。由于萎缩性胃炎与胃癌的发生有密切关系，1978年世界卫生组织（WHO）将其列为胃癌的癌前疾病或癌前状态，而萎缩性胃炎基础上伴发的肠上皮化生和异型增生（又称不典型增生、上皮内癌变），则是胃癌的癌前病变。

一般认为，胃黏膜发生癌变并非由正常细胞一跃而变成癌细胞，而是一个由量变到质变的多步骤癌变过程。由慢性浅表性胃炎→萎缩性胃炎→肠上皮化生→异型增生→胃癌的发展模式已为国内外多数学者所认可。所以，一旦发现萎缩性胃炎尤其伴肠上皮化生及不典型增生者，一定要积极治疗，并定期复查胃镜病理。

慢性萎缩性胃炎与胃癌的关系如何

研究表明，萎缩性胃炎伴肠化生、不典型增生与胃癌的发生存在着密切关系。萎缩性胃炎常伴有肠化生，有人统计两者并存者占66.5%，而且随年龄增长而上升。

肠化生亦即肠腺上皮化生，是指正常的胃黏膜上皮被肠型上皮所替代，化生的细胞质内含有大量正常胃黏膜所不应有的小肠细胞内的酶类，如氨基肽酶、5-核酸酶和碱性磷酸酶,化生的肠腺上皮细胞能吸收一些脂质,使肠腺化生的原来的分泌功能转变为吸收功能。

由于缺乏乳糜管而使吸收的脂质不能像小肠黏膜那样立即输入血液循环,而是滞留在肠腺化生上皮内,胃黏膜区不能有效解毒,从而形成致癌物质,诱发胃癌。

据报道,有癌的胃比有良性病变的胃,其肠上皮化生发生率高而广泛;肠上皮化生与癌的发生部位非常相似,同样在胃窦和小弯比大弯及胃底多见;胃癌高发区比胃癌低发区肠上皮化生多见;多数胃癌伴息肉者皆系肠型蕈状癌在肠上皮化生的邻近;有直接组织学的证据说明癌可能发生在肠上皮化生部位,也有人证实从肠上皮化生移行为癌组织。

近年采用电镜与组织化学染色等方法,对肠化生的类型进行了深入研究,将肠化生分为完全型和不完全型两种:完全型为小肠型化生,其上皮分化好,是一种常见的黏膜病变,广泛见于各种良性胃病,被认为是炎症反应的结果;不完全型结肠型化生,其上皮分化差,在良性胃病中检出率低,而在肠型胃癌旁黏膜中检出率很高,说明结肠化生与肠型胃癌的发生有密切关系,为癌前病变。萎缩性胃炎时,化生的上皮细胞是癌的巢穴,化生程度越重,癌变机会越多。

肠上皮化生可怕吗

所谓肠上皮化生,是指胃黏膜腺体中,出现了正常时不应该有的肠腺体(即肠腺迁移胃内)。肠上皮化生可分为小肠型和结肠型,以及完全性和不完全性,其中只有结肠型不完全性肠上皮化生才与胃癌有关。可以这样说,萎缩性胃炎虽可癌变,但癌变率并不高。肠上皮化生目前尚无彻底治愈的方法，以下措施可早期发现癌变、保持病变稳定和减轻临床症状。

（1）定期复查胃镜：单纯萎缩性胃炎（指无肠上皮化生或仅有小肠型完全性肠上皮化生和无不典型增生）3年1次；单有结肠型不完全性肠上皮化生或单有轻度不典型增生2年1次；结肠型不完全性肠上皮化生同时伴轻度不典型增生1年1次，伴中度不典型增生3个月1次；如有重度不典型增生应视为癌变，宜施行内镜下治疗或外科手术。

（2）内科治疗：① 幽门螺杆菌是慢性胃炎致病菌，故应首先抗菌治疗。现认为能抑制或杀灭幽门螺杆菌最好的药物是：枸橼酸铋钾、阿莫西林、甲硝唑、红霉素和四环素等。通常将上述药物中的三种或两种联用（称三联或二联疗法），取得的疗效最好。② 口服硫糖铝、铝碳酸镁等胃黏膜保护剂。③ 口服胃蛋白酶合剂或稀盐酸合剂等提高胃酸浓度。④ 有胆汁反流者应口服胃动力药如多潘立酮（吗丁啉）、莫沙必利或甲氧氯普胺（胃复安）等，使胃蠕动加强，防止胆汁反流，以保护胃黏膜。

（3）饮食疗法：胃酸过低或有胆汁反流者，宜多吃瘦肉、奶类；进食时应细嚼慢咽，忌暴饮暴食；避免长期饮浓茶、浓咖啡、烈酒和吃辛辣、过冷、过热和粗糙食物。

（4）消除某些致病诱因：如吸烟、情绪紧张或低落，以及长期服用对胃黏膜有刺激的药物，如阿司匹林、吲哚美辛、保泰松和水杨酸钠等。

萎缩性胃炎离胃癌有多远

越来越多的证据表明，慢性萎缩性胃炎确与胃癌有密切关系。临床观察显示，萎缩性胃炎患者胃癌发病率显著高于对照组，有人对 377 例患者随访 22～26 年，发现 116 例原患慢性萎缩性胃炎患者中有 10 例发生癌变，93 例慢性浅表性胃炎患者癌变 1 例，而 108 例原来胃黏膜正常的对照组中无 1 例发生胃癌。随着对胃癌的深入研究，特别是对早期胃癌的组织学及组织生化学研究，已经证明慢性萎缩性胃炎的胃黏膜肠化生，可移行为癌组织，从而进一步证实了胃炎与胃癌的关系。但胃炎是怎样转变为癌的，目前还没有完全搞清楚，有待进一步研究阐明。

动物实验与临床观察表明，胃炎演变为胃癌有这样 4 步：第一步，从浅表性胃炎转变为萎缩性胃炎；第二步，由萎缩性胃炎进一步转变为肠上皮化生和轻、中度不典型增生；第三步是肠上皮化生和不典型增生由轻、中度转为重度不典型增生；第四步，由重度不典型增生转变为胃癌。由此可见，萎缩性胃炎到胃癌有一个漫长的过程，其中肠上皮化生和不典型增生是该病发展为胃癌的桥梁。胃黏膜被肠型黏膜所替代，这就是所谓的胃黏膜肠上皮化生。其酶系统不健全而使吸收的致癌物质在局部累积，导致细胞的不典型增生而突变成为癌。国内外学者对萎缩性胃炎进行的长期追踪观察结果显示，其胃癌发生率与萎缩性胃炎的病史长短及病情的严重程度有关，但这类病变是可逆的。所以说萎缩性胃炎并不等于胃癌。

怎样预防萎缩性胃炎癌变

萎缩性胃炎患者如何才能让病情向好的方向发展，远离胃癌呢？

（1）正视病情，消除顾虑，心理因素可导致大脑皮质功能失调，对人体胃液的分泌、黏膜血管充盈程度以及胃壁的蠕动均有影响。必须学会调节自己的情绪,轻松愉快地生活。

（2）三餐定时,饮食清淡,不宜过饱、过饥、过冷、过烫、过硬、过腻。少吃腌制品和辛辣刺激性食物。戒除烟、酒、浓茶、咖啡等不良嗜好。

（3）消除某些引起致病的诱因,如戒烟,避免长期用对胃黏膜有刺激的药物(如水杨酸钠、吲哚美辛和阿司匹林等),缓解精神紧张,保持情绪乐观,从而提高免疫功能和增强抗病能力。

（4）胃酸过低和有胆汁反流者,宜多吃瘦肉、禽肉、鱼、奶类等高蛋白、低脂肪饮食;应细嚼慢咽,忌暴饮暴食;避免长期饮浓茶、烈酒(特别是酗酒)、咖啡和进食辛辣、过热和粗糙食物。

（5）遵从医嘱,合理用药。治疗萎缩性胃炎的药物很多,如猴菇菌片、胃复春片、叶酸片等,应在医师指导下服用。注意定期复诊和复查胃镜。慎用或不用阿司匹林、泼尼松、吲哚美辛、去痛片等易伤胃的药物。

（6）萎缩性胃炎伴有肠上皮化生和不典型增生者,平日需多进食富含 β 胡萝卜素、维生素 C 以及叶酸的食物,如猕猴桃、柑橘、草莓和动物肝脏、绿色蔬菜等,它们可促使病情好转。对于重度肠上皮化生和不典型增生(又称癌前病变),应予高度重视,定期随访。必要时,及时手术切除病灶,斩断祸源。

怎样治疗慢性萎缩性胃炎

（1）抗菌治疗:当今医学界公认幽门螺杆菌肯定是慢性胃炎的致病菌,故应首先进行抗菌治疗。

（2）口服胃黏膜保护剂：常用的药物有：硫糖铝能与胃黏膜的黏蛋白络合形成保护膜；胃膜素能在胃内形成膜状物覆盖黏膜面，减少胆汁反流对胃黏膜的刺激；叶绿素有促进炎症消退、保护胃黏膜的作用。

（3）提高胃酸浓度：萎缩性胃炎常无酸或缺酸；五肽胃泌素小剂量肌注，有滋养、保护胃黏膜和促使壁细胞分泌盐酸的作用。

（4）服维酶素：能提高人体免疫力，增强人体内解毒的活性，抑制癌细胞生长和防止细胞的异常代谢。

（5）治疗胆汁反流：在幽门括约肌功能障碍时或胃-空肠吻合术后，可因长期胆汁反流而破坏胃黏膜屏障，造成慢性浅表性胃炎，进而发展成慢性萎缩性胃炎。在此情况下可应用胃动力药和硫糖铝、铝碳酸镁等胃黏膜保护剂。

（6）定期复查：对萎缩性胃炎伴不完全性结肠型肠上皮化生和不典型增生的患者，要定期做胃镜进行复查，伴重度不典型增生者（癌变率 10%以上）应视为癌变，可予手术切除或胃镜下治疗。

～～ 萎缩性胃炎能手术治疗吗 ～～

有一些慢性萎缩性胃炎患者在听说萎缩性胃炎与胃癌有关后，思想负担很重，于是想孤注一掷，做胃大部切除术。这种想法是不对的。

首先，胃内萎缩性病变呈斑片状分布，虽然多在胃窦部，但是也可以波及胃体、胃底，其中夹杂着许多正常组织，一切了之会导致"玉石俱焚"。其次，胃大部切除手术后，胃由于失去了正常解剖结构，胆汁、肠液可逆流入胃，引起胆汁反流性胃炎、吻合口炎及溃疡。动过手术的胃医学上称为残胃,由于多种刺激的作用,还可能发生萎缩性胃炎。残胃对刺激的耐受较差,更易发生癌变。这种因残胃胃炎发生的胃癌称为残胃癌。萎缩性胃炎手术后,残胃癌变率比不手术的高出数倍之多。如果胃大部切除患者对胃呵护不够,即使不癌变,久之也可发生贫血、骨质疏松等病,增加新的疾患。

只有在病理切片确诊萎缩性胃炎有重度不典型增生或重度肠腺化生时,患者才应该考虑手术治疗。当然,明确已经有癌变时,就必须手术了,不得拖延。

中医学如何认识慢性萎缩性胃炎

中医学认为萎缩性胃炎由以下诸多因素所致。

(1)胃阴不足:过食辛辣甘肥之品,胃府积热,日久,热甚耗津或阴虚内热,以致胃府枯槁,胃阴受损,胃失濡养而病。现代医学认为,长期饮食失调、偏食等因素可造成蛋白质及维生素等物质缺乏,尤其是维生素 B 族的缺乏最终可导致胃黏膜出现萎缩性改变。

(2)脾胃虚弱:长期营养不良或长期进食生冷,或屡服损伤脾胃的药物,中气不足,胃失濡养,素体脾胃亏虚或久病损伤脾气,中气受戕,运化失健,脾胃失和,升降失司,以致胃黏膜损伤及损伤后的胃黏膜不能及时修复,日久出现萎缩性改变。

(3)情志所伤:七情内伤,肝木犯胃,思虑伤脾,情志失畅,气机郁滞,肝气郁滞必伤脾胃,气郁日久,可化火伤阴而病。现代医学认为,情志变化可致大脑皮质的兴奋与抑制失衡,自主神经功能紊乱可导致胃部血管痉挛和收缩,胃黏膜缺血,主要形成区域性缺血,造成黏膜营养不良,腺体出现萎缩。

(4) 气滞血瘀: 久病入络,气血瘀滞,胃失其养。气既久阻,血亦应病,循行之脉络自痹,瘀血积于胃络而病。此类多见于高龄患者,随着年龄增长,动脉硬化,加上诸多损害因素,胃部血供减少,造成黏膜局部血液循环障碍,黏膜下血流减少,腺体损伤后难以修复而表现为萎缩性改变。

中医学如何辨证治疗慢性萎缩性胃炎

(1) 胃阴不足型: 胃脘隐痛,嘈杂不适,胃纳欠佳,口干舌红,苔黄少津,脉细或细弱。治宜益胃养阴。方用沙参麦门冬汤加减: 沙参 12 g,麦门冬 12 g,芍药 15 g,甘草 3 g,枸杞子 12 g,玉竹 15 g,石斛 10 g。阴虚胃火盛者加石膏、知母、竹叶、生地以清胃清热,甘寒养阴;胃中嘈杂吞酸者加左金丸(黄连、吴萸)辛开苦降;气滞者加佛手、甘松、绿萼梅等以理气而不伤阴。

(2) 脾胃虚弱型: 胃脘疼痛,食后尤甚,喜暖喜按,纳呆便溏,神疲乏力,舌淡苔白,脉细。治宜健脾益气。方用六君子汤或参苓白术散加减: 人参 10 g(或党参 15 g),白术 15 g,茯苓 15 g,木香 5 g,砂仁 3 g(后下)。便溏者以参苓白术散为主加减;泛吐清水者加二陈汤以温胃化饮;胃寒甚者加良附丸温中散寒。

(3) 肝胃不和型: 胃脘胀痛,嗳气频作,攻撑胸胁,嗳气吞酸,口干而苦,舌苔薄白,脉弦,症状每遇情志变化而加重。治宜疏肝和胃。方用四逆散合柴胡疏肝饮: 柴胡 10 g,芍药 12 g,枳实 10 g,甘草 5 g,香附 12 g;嗳气恶心者,加半夏、苏梗以和胃降逆；嗳气吞酸者加左金丸辛开苦降；反酸者加煅瓦楞、海螵蛸以制酸。

（4）脾胃湿热型：胃脘满闷不舒，嘈杂嗳气，口臭纳呆，便溏不畅，舌苔黄腻，脉滑。治宜健脾化湿。方用三仁汤合藿朴夏苓汤：炒薏苡仁 15 g，蔻仁 5 g（后下），制半夏 10 g，厚朴 10 g，茯苓 12 g。恶心者加苏叶、黄连。

（5）瘀血阻滞型：胃脘疼痛，日久不愈，痛有定处，痛如锥刺，形体消瘦，面色晦滞，舌有瘀斑，脉弦细。治宜活血化瘀。方用失笑散加味：蒲黄 10 g，五灵脂 10 g，丹参 10 g，砂仁 3 g（后下），香附 10 g，桃仁 5 g，金铃子 10 g，延胡索 10 g。瘀血较重，气滞明显者，以逐瘀理气之膈下逐瘀汤；若气虚而瘀者加四君子汤等以益气行瘀。

中医学如何认识和治疗慢性萎缩性胃炎伴有肠组织转化、细胞异型增生

　　慢性萎缩性胃炎伴有肠化生、细胞异型增生和胃癌发病关系密切，故又被称为癌前病变，这亦为中医认识、治疗和预防本病提供了线索和依据。根据本病久而不愈的特点，以及致病因素、临床表现，特别是胃黏膜肠化生及异型增生的微观形态学改变，中医认为本病多在正虚和脾胃气阴虚的基础上，瘀毒为患，或毒腐成疡，或瘀结成积，或气滞湿聚痰结而成，如果失治和误治，病情迁延或加重，最后可形成恶性肿瘤。

　　中医药治疗慢性萎缩性胃炎伴有肠化生、细胞异型增生，目的应积极预防癌变或使癌变过程逆转，治疗时应在辨证论治的基础上，结合胃镜下黏膜像，并适当运用活血化

瘀、解毒散结、增酸抗癌的中药。

　　关于慢性萎缩性胃炎伴有肠化生、细胞异型增生的辨证治疗，一般可按脾胃虚弱、胃阴不足、肝胃不和、湿热中阻、热毒结聚、瘀血阻胃、痰凝血瘀等几个证型来进行施治。而在辨证基础上结合胃黏膜像，不仅可以加深对疾病本质的认识，而且可以弥补传统辨证的不足，有利于提高疗效。如若胃黏膜水肿者，可加猪苓、茯苓、薏苡仁等利水化湿之品；胃黏膜充血者，可加蒲公英、败酱草、红藤、白花蛇舌草、地丁草等清热解毒之品；肠化生者属湿毒之邪为患，可酌加薏苡仁、白花蛇舌草、土茯苓、半枝莲、八月札、绞股蓝等清热化湿解毒类药；对于细胞异型增生者，多为痰瘀交阻之证，可配用九香虫、地鳖虫、丹参、芍药、乳香、三棱、莪术、炮穿山甲等活血化瘀、软坚散结之品。而对于所谓抗癌的中药，首先要求熟悉其药性、功效和四气五味，尽量做到基本符合辨证思路，统一有机结合在辨证处方中，达到既防癌抗癌，又不伤正、伤胃气的目的。

　　在防癌抗癌方面有治疗作用的中药有石见穿、半枝莲、蜀羊泉、白花蛇舌草、龙葵、黄药子、海藻、昆布、威灵仙、半边莲、石打穿、三棱、莪术、全瓜蒌、薏苡仁、紫草、八月札、虎杖、蚤休、黄芪、茯苓、乌梅、天冬、山萸肉、天花粉、女贞子等。慢性萎缩性胃炎伴有肠化生、细胞异型增生（胃的癌前病变）选用上述药物治疗时，从辨证角度需要益气健脾的，就应选黄芪、薏苡仁、茯苓等；需要解毒的，就选蚤休、半枝莲、龙葵、紫草等；需要活血化瘀的，就配以石打穿、石见穿等；需要酸甘敛津的，则配伍乌梅、山萸肉、天冬、天花粉、女贞子等，这样对抑制胃的癌前病变，防止慢性萎缩性胃炎伴有肠化生、细胞异型增生发生胃癌将起到积极的治疗作用。

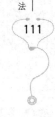

慢性萎缩性胃炎有哪些外治疗法

（1）针灸疗法：治宜健脾和胃，疏肝理气。取任脉、手足阳明经穴为主。针用平补平泻，可加用灸法。选中脘、足三里、合谷、梁丘；恶心加内关、膻中；胃中灼热加太溪；胁痛者加阳陵泉、束骨；大便秘结者加大肠俞。

（2）耳针：选脾、胃、交感、神门、皮质下。每次可选2～3穴位，中强刺激，留针20分钟。

（3）穴位注射：选脾俞、胃俞、相应夹脊、中脘、内关、足三里。用红花注射液、当归注射液、阿托品0.5 mg或普鲁卡因1%注射液注射于上述穴位，每次1～3穴，每穴1～2 ml。

（4）敷贴疗法

● 细辛9 g，人参9 g。上药共为细末。取药末适量，以温开水调成糊状，敷于脐部，包扎固定。每月换药1次，10次为1个疗程。适用于脾胃虚寒型萎缩性胃炎。

● 玄明粉6 g，郁金12 g，栀子9 g，香附10 g，大黄6 g，黄芩9 g。上药共研为细末，以水调如膏状，外敷胃脘部，盖以纱布，胶布固定。每日换药1次，10次为1个疗程。适用于热邪蕴胃型萎缩性胃炎。

● 五灵脂31 g，蒲黄31 g，麝香少许。前两味药研为细末，储瓶备用。临用前将麝香研为细末，纳入脐孔内，再取药末填满脐孔，外用胶布封盖。每2日换药1次。适用于瘀血停滞型萎缩性胃炎。

● 牛膝15 g，茴香根15 g，艾叶18 g，生姜15 g，食盐适量。上药共为细末，在锅内炒热，布包熨于胃脘部，绷带固定。每日更换1次。适用于瘀血停滞型萎缩性胃炎。

● 木香、乌药、香附、高良姜各适量。诸药共为细末,用水调成膏状,分别敷于胃脘部及脐部,盖以纱布,胶布固定。每日换药 1 次。适用于肝气犯胃型萎缩性胃炎。

● 干姜 15 g,荜茇 15 g,甘松 10 g,山奈 10 g,细辛 10 g,肉桂 10 g,吴茱萸 10 g,白芷 10 g,大茴香 9 g,艾叶 31 g。上药共为细末。用棉布做成 20 cm 见方的布兜,内铺一层棉花,将药均匀撒上,外层加一块塑料薄膜,然后用线缝好,防止药末堆积或漏出,日夜兜在胃脘部。1 个月换药 1 次。适用于脾胃虚寒型萎缩性胃炎。

慢性萎缩性胃炎患者在日常生活和饮食方面应当注意些什么

慢性萎缩性胃炎患者的饮食应以温、软、淡、素、鲜为宜,做到定时定量、少食多餐,使胃中经常有食物和胃酸进行中和,从而防止侵蚀胃黏膜和溃疡面而加重病情。

慢性萎缩性胃炎患者要注意忌嘴,不吃过冷、过烫、过硬、过辣、过黏的食物,更忌暴饮暴食,戒烟禁酒。另外,服药时应注意服用方法,最好饭后服用,以防刺激胃黏膜而导致病情恶化。

慢性萎缩性胃炎等症的发生与发展,与人的情绪、心态密切相关。因此,要讲究心理卫生,保持精神愉快和情绪稳定,避免紧张、焦虑、恼怒等不良情绪的刺激。同时,注意劳逸结合,防止过度疲劳而殃及胃病的康复。

慢性萎缩性胃炎患者要结合自己的体征,加强适度的运动锻炼,提高机体抗病能力,减少疾病的复发,促进身心健康。

天凉之时,患有慢性萎缩性胃炎的人要特别注意胃部的保暖,适时增添衣服,夜晚睡觉盖好被褥,以防腹部着凉

而引发胃痛或加重旧病。

胆汁反流性胃炎及糜烂性胃炎

什么是胆汁反流性胃炎

　　胆汁反流性胃炎,也称碱性反流性胃炎,系指由于胆汁反流入胃所引起的上腹痛、呕吐胆汁、腹胀、体重减轻等一系列表现的综合征,本综合征的发生首先要有幽门功能丧失或幽门关闭不全的基本条件,如在胃切除或胃肠吻合术后,胆汁可直接反流入胃。该病常合并胆囊疾病或胆石症。

　　单纯胆汁直接接触胃黏膜一般不引起损害,但可通过其刺激胃酸分泌的作用,胆盐与胃酸结合可增强酸性水解酶的活力,破坏溶酶体膜,溶解脂蛋白而破坏胃黏膜的屏障作用,氢离子逆向弥散增加进入黏膜和黏膜下层可刺激肥大细胞而释放组胺,后者又刺激分泌胃酸和胃蛋白酶,最终导致胃黏膜炎症、糜烂、出血。胆汁与胰液混合后,胆汁中的卵磷脂与胰液中的磷酸酯酶 A 起作用而转化为溶血卵磷脂,如反流入胃也可造成胃黏膜屏障的损害。

　　胃泌素可刺激胃黏膜细胞增殖以加强其屏障作用,防止氢离子的逆向弥散,但在 Billroth II 式胃切除术后胃泌素分泌减少 50%～75%,这可能是本病的重要发病原因之一。

　　胃切除术后胆汁反流入胃是常见现象,但并不是每个人都发生症状,其发病原因还可能与下列因素有关:

（1）胃排空障碍。反流液在胃内滞留时间长，pH 升高，残胃中需氧菌及厌氧菌更易生长，这些细菌可使胆盐游离而引起胃黏膜炎症从而出现症状。

（2）胆酸成分改变。Gadacz 发现，胆酸成分正常者不发生症状，而去氧胆酸明显增高者常有症状。

（3）胃液中存有细菌。有症状患者的胃液中都有革兰阴性杆菌或假单胞菌，使用多西环素（强力霉素）可减轻症状；而无症状者的胃液中均无细菌存在。

（4）胃液中钠浓度。钠浓度超过 15 mmol／L 者易发生胃炎，而钠浓度低于 15 mmol／L 者无胃炎。

胆汁反流性胃炎有什么特点

胆汁反流性胃炎患者的胃部有饱胀感或不适，往往饭后加重，或有胃痛，或胃部发凉，可伴腹胀、嗳气、反酸、烧心、恶心、呕吐、胃振水音、肠鸣、排便不畅、食欲减退和消瘦等；严重的还可有胃出血，表现为呕血或排黑便（柏油样便）以及大便潜血试验呈阳性等。胆汁反流性胃炎发生首先要有幽门功能丧失或幽门关闭不全的基本条件，如在胃切除或胃肠吻合术后胆汁可直接反流入胃；某些病人并无手术史，十二指肠内容物可通过关闭不全的幽门反流入胃引起反流性胃炎；胆囊切除后储存胆汁的功能丧失，胆汁持续流入十二指肠，如通过关闭不全的幽门而反流入胃同样可以引起反流性胃炎。

如何诊断胆汁反流性胃炎

（1）胃镜检查：可直接看到胃液较多，呈草绿色，胃黏膜充血、水肿、或呈糜烂；幽门口开放，胆汁从十二指肠通过幽门反流至胃，病理活组织检查提示胃炎。

（2）胃吸出物测定：插胃管抽吸空腹和餐后胃液，测定其中胆酸含量，如空腹基础胃酸分泌量（BAO）<3.5 mmol/h，胆酸超过 30 μg/ml，则可确诊胆汁反流性胃炎。

（3）放射性核素测定：静脉注射 2 mCi ^{99m}Tc-丁亚胺双醋酸，每隔 5 分钟观察肝及胆道共 1 小时。1 小时后患者饮 100 ml 水，内含 0.3 mCi ^{99m}Tc，以准确测定胃的位置。随后在 2 小时内，每 15 分钟检查肝、胆囊及胃区，决定肠胃反流指数。正常值为 8.6±6.0；有反流性胃炎者增至 86.3±7.1。也可用 ^{99m}Tc 标记的溶液注入十二指肠或空肠上段，然后描记胃内放射性核素的含量，用以了解肠胃反流的程度。

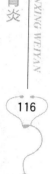

∽ 胆汁反流性胃炎主要有哪些防治措施 ∽

胆汁反流性胃炎的防治措施主要是：

（1）口服胃动力药：此类药物能抑制胆汁反流入胃，常用的有：① 多潘立酮（吗丁啉）。此药能增强胃肠蠕动，调节胃肠道正常活动，使食物顺利从胃进入小肠，并抑制胆汁反流，一般在餐前 15～30 分钟服。② 莫沙必利。是新一代胃肠动力药，其作用与多潘立酮相同，但效力要大 3～4 倍。③ 甲氧氯普胺（又名胃复安、灭吐灵）。是一种较老的胃动力药。

（2）口服胃黏膜保护剂：常用的药物有：① 硫糖铝。此药能与胃黏膜的黏蛋白络合形成保护膜，以保护胃黏膜免受胆汁损伤。② 胃膜素。能在胃内形成膜状物覆盖胃黏膜，以减轻反流的胆汁和胃酸对胃黏膜的刺激。③ 蒙脱石散剂（思密达）。为胃黏膜保护剂，有加强消化道黏膜屏障作用，有利于胃黏膜的再生。④ 甘珀酸（生胃酮）。能促使胃黏膜分泌黏液，从而保护胃黏膜。⑤ 磷酸铝（吉福士）。有保护胃黏膜、促进炎症愈合作用，于饭前半小时或饭后服用。

（3）饮食调养：饮食要清淡，不吃油腻食物，以免刺激胆汁分泌增多，加重反流和病情。应细嚼慢咽，忌暴饮暴食。避免饮浓茶、烈酒、浓咖啡和进食辛辣、过冷、过热和粗糙食物。注意少量多餐，吃低脂饮食，可减少进食后反流症状发生的频率。相反高脂肪饮食可促进小肠黏膜释放胆囊收缩素，易导致胃肠内容物反流。

（4）去除某些加重病情的因素：烟草中含尼古丁可降低食管下括约肌压力，使其处于松弛状态加重反流，吸烟还能减少食管黏膜血流量，抑制前列腺素的合成，降低机体抵抗力，使炎症难以恢复。酒的主要成分为乙醇，不仅能刺激胃酸分泌，还能使食管下括约肌松弛，是引起胃食管反流的原因之一。避免情绪紧张。不服用对胃黏膜有刺激的药物，如阿司匹林、吲哚美辛、去痛片和保泰松等。超重者宜减肥，因为过度肥胖者腹腔压力增高可促进胃液反流，特别是平卧位尤甚，故应积极减轻体重以改善反流症状。

（5）卧位：床头垫高 15～20 cm，对减轻夜间胃液反流是一个行之有效的好办法。

（6）改变不良睡姿：有人睡眠时喜欢将两上臂上举或枕于头下，这样可引起膈肌抬高，胃内压力随之增加，使胃液逆流而上。

（7）生活习惯：尽量减少增加腹内压的活动，如过度弯腰、穿紧身衣裤、扎紧腰带等。

治疗胆汁反流性胃炎有哪些药物

（1）胃动力药：此类药物能增加胃肠道蠕动，抑制胆汁反流入胃，常用的有：多潘立酮（吗丁啉）、莫沙必利。

（2）胃黏膜保护剂：硫糖铝和铝碳酸镁，能与胃黏膜的黏蛋白络合形成保护膜，以保护胃黏膜免受胆汁损伤；胃膜素，能在胃内形成膜状物覆盖胃黏膜，以减轻反流的胆汁和胃酸对胃黏膜的刺激；蒙脱石散剂（思密达），为胃黏膜保护剂，有加强消化道黏膜屏障作用，有利于胃黏膜的再生；甘珀酸（生胃酮），能促使胃黏膜分泌黏液，从而保护胃黏膜；磷酸铝（吉福士），有保护胃黏膜、促进炎症愈合作用。

（3）吸附胆汁药：熊去氧胆酸可拮抗胆汁中胆酸对胃黏膜的损害作用。

（4）中药：胆汁反流性胃炎的中医学辨证，大多属于脾胃升降失调、水饮停滞胃脘，兼有肝气郁结。按此辨证结果对症下药，效果比较理想。伴大便干结和便秘者可用胆宁片、消炎利胆片。

怎样治疗急性糜烂性胃炎

（1）一般治疗：去除诱发病因，治疗原发病。患者应卧床休息，禁食或流质饮食，保持安静，烦躁不安时给予适量的镇静药如地西泮；出血明显者应保持呼吸道通畅，必要时吸氧；加强护理，密切观察神志、呼吸、脉搏、血压变化及出血情况，记录24小时出入量。

（2）黏膜保护药：无明显出血者，可应用黏膜保护药，如硫糖铝混悬剂，每次1包，口服，每日3～4次；铝碳酸镁，每次 1~2 片,口服,每日 3~4 次。近年来多应用替普瑞酮(施维舒)胶囊,每次 50 mg,口服,每日 3 次;或前列腺素 E_2 衍生物米索前列醇(喜克溃),常用量为每次 200 μg,每日 4 次,餐前和睡前口服;还可选用胶体果胶铋、吉法酯或复方谷氨酰胺(麦滋林-S)颗粒等黏膜保护药。

(3) H_2 受体拮抗剂:轻者可口服 H_2 受体拮抗药,如西咪替丁每日 1.0~1.2 g,分 4 次口服;雷尼替丁每日 300 mg,分 2 次口服;法莫替丁每日 40 mg,分 2 次口服,重者可静脉滴注用药。H_2 受体拮抗药可有效抑制胃酸的分泌,减轻氢离子逆弥散,使用中须注意 H_2 受体拮抗药的不良反应。

(4) 质子泵抑制剂:一般而言,其抑酸作用要强于 H_2 受体拮抗药,轻者可选用口服制剂,如奥美拉唑每日 20~40 mg、兰索拉唑每日 30~60 mg、泮托拉唑每日 40 mg。近年来抑酸作用更强的制剂已应用于临床,主要有雷贝拉唑(波利特)每日 10~20 mg,因其药物动力学的特点属非酶代谢,故其抑酸效果无显著个体差异性;埃索美拉唑(耐信),每日 20~40 mg,口服,该药是奥美拉唑的左旋异构体。

～ 急性糜烂性胃炎大出血者怎么办 ～

大出血者应积极采取以下治疗措施:

(1) 补充血容量:对伴上消化道大出血者应立即建立静脉通道,积极补液,酌量输注新鲜血液,迅速纠正休克及水、电解质紊乱。输液开始宜快,可选用生理盐水、林格液、右旋糖酐 40(低分子右旋糖酐)等,补液量根据失血量而定,但右旋糖酐 40(低分子右旋糖酐)24 小时不宜超过

1 000 ml。输血指征为：① 血红蛋白＜70 g/L，红细胞计数＜3×10¹²/L 或血细胞比容＜30%。② 收缩压＜80 mmHg。③ 心率＞140 次/分。

（2）局部止血：留置胃管，可观察出血情况、判断治疗效果、降低胃内压力，也可经胃管注入药物止血。① 去甲肾上腺素：6～8 mg 加于生理盐水 100 ml 中，分次口服或胃内间歇灌注。② 凝血酶：1 000～4 000 单位加水稀释，分次口服或胃管注入。③ 云南白药：0.5 g 加水溶解后口服，每日 3 次。④ 冰盐水：注入 3～5℃ 冰盐水，每次约 500 ml，反复冲洗，直至冲洗液清亮，总量不超过 3 000 ml，可清除胃内积血，使黏膜下层血管收缩，有利于止血。

（3）止血药：① 卡巴克洛（安络血）：可以减低毛细血管的渗透性，并增加断裂毛细血管断端回缩作用，每 4～8 小时肌注 10 mg。② 酚磺乙胺（止血敏）：能促使血小板凝血活性物质的释放，并增加其集聚活性与黏附性，可用 2～4 g 加入 5% 葡萄糖溶液或生理盐水中输入。③ 也可酌情选用巴曲酶、氨基己酸、氨甲苯酸（抗血纤溶芳酸）等药物。

（4）抗分泌药：抗分泌药可以减少胃酸分泌，防止氢离子逆向弥散，pH 上升后，可使胃蛋白酶失去活性，有利于凝血块的形成，从而达到间接止血的目的。

● H_2受体拮抗剂：如西咪替丁每次 600～1 200 mg，每日 1～2 次；法莫替丁每次 20～40 mg，每日 1～2 次，加入葡萄糖液或生理盐水中静脉滴注。

● 质子泵抑制剂：奥美拉唑 40 mg，静脉滴注，每日 1～2 次；潘妥拉唑 40 mg，静脉滴注，每日 1～2 次。

（5）生长抑素：人工合成的生长抑素具有减少胃酸和胃蛋白酶分泌以及减少内脏血流量的作用，常用奥曲肽（8

肽,商品名:善宁),首剂 100 μg,皮下或静脉注射,然后以 20～50 $\mu g/h$ 的速度静脉维持 24～48 小时;生长抑素(14 肽),首次以 250 μg 静脉注射,再以 250 $\mu g/h$ 静脉持续滴注,必要时剂量可加倍。

(6)内镜下止血:可用 5%～10%孟氏液 30～50 ml 或去甲肾上腺素、凝血酶局部喷洒止血,也可酌情选用电凝、激光、微波凝固止血,常规止血方法无效时可选用内镜下止血方法。

(7)选择性动脉内灌注垂体后叶素:常规止血方法无效时可考虑应用放射介入治疗,方法为经股动脉穿刺插管,将垂体后叶素灌注入腹腔动脉及肠系膜上动脉,每 5 分钟 0.1～0.3 单位,维持 18～24 小时。近年来多选用特利加压素每次 1～2 mg 灌注,疗效更好且不良反应少。

(8)手术治疗:单纯的广泛糜烂出血性胃炎不宜手术治疗。少数伴有应激性溃疡出血者,经 24～48 小时内科积极治疗仍难以控制出血时,在急诊胃镜检查后基本明确诊断的基础上,可选用外科手术治疗。手术前准备要充分,并补充足够血容量。

针对病因,去除诱发因素,降低胃内酸度以减少氢离子逆向弥散,并给予各种止血措施。少数患者经过内科 24 小时积极治疗仍难以控制出血者即可手术治疗,患者预后较好。

怎样治疗急性糜烂性胃炎

(1)抑酸剂:经鼻胃管给予制酸剂如氢氧化铝、氢氧化镁、碱式碳酸铋(次碳酸铋)等,每小时 1 次以维持胃内 pH 值在 3.5 以上,可有效地预防胃黏膜出血。

（2）H$_2$受体拮抗剂：静脉给予H$_2$受体拮抗剂在预防应激状态的急性胃黏膜病变中与质子泵抑制剂一样有效。据报道，雷尼替丁50 mg/6 h和法莫替丁20 mg/12 h均能有效地维持胃内pH>4。

（3）硫糖铝：硫糖铝有黏膜保护作用，可对抗胃蛋白酶的损害作用，并可促进内源性前列腺素释放，可给予硫糖铝1 g，每6小时1次口服。

因此，发现高危患者和预防出血是必要的。早期肠道营养已被推荐作为预防出血的手段之一。

怎样防治慢性糜烂性胃炎

慢性糜烂性胃炎目前尚无某种方法具有广泛疗效或可治愈。一般说来，患者应忌饮浓茶、咖啡、酒类等；少吃容易产生胀气的食物，如土豆、红薯、洋葱、黄豆等。

精神紧张是慢性胃炎的促进因素，应予避免。情绪上的不安和急躁，容易引起胃黏膜损伤和胃功能障碍。所以应尽可能地避免情绪上的应激反应，解除紧张的情绪。平时做到遇事不怒，事中不急，急中不愁，保持心情舒畅，对胃炎的康复极有好处。

幽门螺杆菌会造成胃炎及其他消化道的毛病，服用两个星期的抗生素，就可以打败这些细菌。幽门螺杆菌可以藉由检验血液、唾液测得。

对于轻度胃炎治疗常用抗酸剂，最好能在进食1～2小时后服药，此时正是胃酸最高峰，正好起到抗酸作用，如能够在晚上9～10点临睡前再服一次则效果更佳。

避免服用阿司匹林、对乙酰氨基酚、保泰松、吲哚类药、四环素、红霉素、泼尼松等药物，尤其在慢性胃炎活动期。

适当的运动是增加胃肠蠕动的好办法,能有效地促进胃排空,使胃肠分泌功能增强,消化力提高,有助于胃炎的康复。

抽烟会促进胃痛发作。吸烟后,烟碱能刺激胃黏膜引起胃酸分泌增加,对胃黏膜产生有害刺激作用,过量吸烟导致幽门括约肌功能紊乱,引起胆汁反流,使胃黏膜受损,并影响胃黏膜血液供应及胃黏膜细胞修复与再生,所以要戒烟。

乙醇(酒精)可直接破坏胃黏膜屏障,侵入胃黏膜引起黏膜充血、水肿、糜烂。

药物治疗慢性糜烂性胃炎:

(1)抑制胃酸分泌:H_2受体拮抗剂,如西咪替丁、雷尼替丁、法莫替丁等,每次 20 mg,每日 2 次;质子泵抑制剂,如奥美拉唑每次 20 mg,每日早、晚餐前半小时口服,或兰索拉唑每次15 mg,每日早、晚餐前半小时口服。

(2)保护胃黏膜:胶体果胶铋胶囊 3 粒,每日三餐前半小时口服,或枸橼酸铋钾(胃疡灵)口服液 10 ml,每日三餐前半小时口服。选以上两种药物,疗程 2 个月。

(3)根除幽门螺杆菌:克拉霉素片 2 片,每日 2 次口服,甲硝唑片 2 片,每日 2 次(饭后)口服,疗程半个月。可以用四联疗法:兰索拉唑片 + 胶体果胶铋胶囊 + 甲硝唑片 + 克拉霉素片。如幽门螺杆菌阴性,就不用甲硝唑片及克拉霉素片,可口服法莫替丁 20 mg,每日 2 次。

慢性胃炎患者
的
生活保健

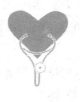

姓名 Name ＿＿＿＿＿＿ 性别 Sex ＿＿ 年龄 Age ＿＿

住址 Address ＿＿＿＿＿＿＿＿＿＿＿＿＿＿

电话 Tel ＿＿＿＿＿＿＿＿＿＿＿＿＿＿＿

住院号 Hospitalization Number ＿＿＿＿＿＿＿

X 光号 X-ray Number ＿＿＿＿＿＿＿＿＿＿

CT 或 MRI 号 CT or MRI Number ＿＿＿＿＿＿

药物过敏史 History of Drug Allergy ＿＿＿＿＿

预防

怎样预防慢性胃炎的发生

为了预防慢性胃炎的发生,要做到如下几点:

(1)注意适当的休息、锻炼,保持生活规律:生活不规律,工作过于劳累,精神高度紧张,睡眠不足,是慢性胃炎发生的重要原因。每个人可根据自己的工作性质,制定出一份作息时间表,尽可能保持生活规律。如司机,中午往往不能返回驻地按时就餐,那么就可经常准备些面包、饼干之类的食品放在身边,中午时就可按时吃饭。

(2)保持精神愉快,乐观:精神抑郁、低沉,顾虑重重,往往会引起或加重各类胃炎。大家都有这方面的生活经验,当发生争吵或同家人、同事闹别扭时,吃饭是不会香的,并常有腹胀感。这是因为,当发生上述事情时,人的注意力转移,对食物的兴趣下降,各种消化腺分泌减少,胃肠蠕动也相应减少。这时若进食,食物往往不易完全消化,患者就产生腹胀不适等症状,当胃肠活动发生障碍时,则出现腹痛。所以,我们在进餐时,注意力应放在食物上;避免谈及不愉快或关系个人切身利益的事情;不要在吃饭时训导孩子,而造成饭桌上的紧张心理。注意了以上这几点,有些胃炎不需服药就可痊愈。

(3)注意饮食卫生:禁烟、酒,尤其是已有胃病的人,要力戒烟酒。避免暴饮暴食、酗酒,注意凉拌菜的卫生。存在上腹不适等症状时,要防止摄入有刺激性的食物,如生蒜、生大葱、芥末等,以免加重病情。养成细嚼慢咽的习惯,定时定量。这里还需指出的是,现在有许多人养成不吃早饭的习惯,这是不好的。统计资料表明,长期不吃早饭者易患胃炎,并且空腹上班,易产生身体疲劳,影响工作效率,故大家都要重视早餐。

（4）自我按摩：是指用手掌在相应穴位的部位揉摩。按摩是我国特有的传统保健方法,近代实验研究表明,按摩脘腹部,能促进胃肠蠕动和排空,使胃肠分泌腺功能增强,消化能力提高,并有解痉止痛作用。具体方法为：用手掌或掌根鱼际部在剑突与脐连线之中点（中脘穴）部位作环形按摩,节律中等,轻重适度,每次 10～15 分钟,每日 1～2 次。

预防慢性胃炎如何从儿童抓起

随着饮食结构和生活方式的改变,越来越多的儿童也患上了慢性胃炎。因此,父母从小就要让孩子养成良好的生活习惯,以预防慢性胃炎的发生。建议从以下几点做起：

（1）营造良好的就餐环境：避免在进餐时训斥孩子,谈孩子不愿意提及的话题；不要让孩子养成边看电视边吃饭的习惯,应该让孩子在安静舒适的气氛中专心进餐。

（2）注重饮食营养的合理搭配：儿童的饮食应调配得当,主食与副食适当搭配,以促进孩子食欲,保证营养,便于消化吸收。如果饮食结构不科学,长期偏食高蛋白、高脂肪或营养失衡的食物,贪吃油炸类、零食、冷饮等,可使儿童胃液及胃酸分泌失调,日久便会导致慢性胃炎。另外,奶油蛋糕、巧克力等甜腻食物,不易消化的糯米、瓜子、花生等以及辛辣食品也要少吃。有些水果如香蕉、西瓜是寒性的,已有胃病的孩子要少吃。平时可给孩子多吃些有营养的豆制品、鱼、肉末、蔬菜、面食等。

（3）养成科学饮食习惯：要使孩子遵循饮食规律，一日三餐，定时适量。特别是要改变孩子不吃早餐的习惯。要教育孩子饭前便后洗手，吃饭细嚼慢咽，不要狼吞虎咽；饭后不要马上做剧烈活动。忌暴饮暴食，每天把肚子撑得饱饱的，吃生冷食品无节制，这样都会加重胃的负担，让肠胃得不到休息，形成积滞，日久便出现厌食、消化不良，打乱胃酸分泌的规律，导致各种胃病的发生。特别是在节假日期间，不能放纵孩子想吃就吃，东西吃得过杂、过量，极易患急性胃炎。

（4）保持口腔卫生：父母还要督促孩子坚持口腔清洁卫生，勤刷牙，以清除藏在牙垢中的幽门螺杆菌。幽门螺杆菌感染是胃病的重要致病因素，父母若有感染，常会导致家族聚集性，常常是经口传播。所以父母要纠正口对口喂养孩子的习惯，最好使用公筷或分餐制。

（5）有意识地教育孩子：使孩子认识到只有注意饮食卫生，才会有健康身体；不迷恋于街头兜售的不洁食品。

（6）教孩子养生方法：可以教孩子采取早上空腹喝温开水、晚上喝蜂蜜水等养胃办法，这种从小养成的习惯，会让孩子终身受益。只要从小培养孩子良好的饮食习惯、卫生习惯，建立科学合理的膳食结构和进餐规律，杜绝细菌传播的途径，就会让孩子拥有一个健康的胃。

慢性胃炎的预防措施有哪些

（1）心情舒畅，劳逸结合：调查表明，家庭失睦、劳逸失调、情绪紧张、战争状态等，都会造成大脑皮质与内脏功能的失调，从而产生慢性胃炎的发病基础，这与中医学所说的

"肝脾不和"、"肝胃不和"、"忧伤思虑则伤脾"是一致的。所以,精神调养是预防慢性胃炎不可忽视的重要方面。平日要保持乐观心情,开朗舒畅,充满克服困难的信心,注意劳逸结合,谨防神志抑郁。

（2）戒烟酒：统计表明,每日吸烟 20 支以上的人,有40％会得胃窦炎;每日吸烟 10 支的人,20％～30％会得胃窦炎。而酒对胃黏膜的害处比烟更大,长期每日喝烈性酒100～150 ml 的人,胃窦炎的发病率高达 60％。因而戒除烟酒是十分必要的。

（3）积极治疗容易引起慢性胃炎的一些疾病：特别是鼻腔、口腔、咽喉等部位的炎症,截断其向胃部的蔓延。

（4）合理用药：忌服对胃损害较大的药物。大约有40％的胃窦炎患者,是服用阿司匹林、保泰松、泼尼松、利舍平等药物引起的。所以服用这类药物宜谨慎,因病情需要服用时,要在饭后服,如有胃部不适,或者见到大便黑色（胃出血）,应立即停用。素有胃病者,更宜注意。胃酸缺乏的人,一方面平时慎用碳酸氢钠、氢氧化铝、氧化镁、硫糖铝等抗酸药物;另一方面,胃蛋白酶合剂、多酶片、胰酶、1％稀盐酸等增加胃酸的药物没有必要时也不要轻易服用,要改变助消化药物谁都可以服用的观念,避免不必要的用药。

（5）饮食调养：平时少吃对胃有刺激性的食物。如辛辣、生硬、过热、过冷、粗糙和不易消化的食物均应避免;讲究饮食方法,要细嚼慢咽,定时适量,不暴饮暴食。注意营养平衡,及时纠正蛋白质和维生素缺乏,多选择一些高蛋白食物和高维生素食物,如瘦肉类、禽蛋类、豆及豆制品类、水产类、蔬菜、水果、粗粮、猪肝等,可以防止黏膜病变。一般认为,鸡蛋清、牛奶、豆浆、浓米汤、烂稀饭、绿豆粥、山药粥有保护胃黏膜作用,宜经常食用。

（6）点按健胃：用一手拇指，或示指、中指、无名指 3 个指头，在腹部任何一点缓缓用力向下点按，达到不能再按的深度，然后慢慢抬起。一个部位可点按 3～5 次，顺序由上而下，由左至右，逐渐移位。晨起和晚上各进行 1 次。但饱食后或有急性炎症、肿瘤、出血等情况时，不宜施行按摩预防法。

如何以饮食防胃炎

（1）忌饮食无规律：胃炎的饮食原则上应以清淡、对胃黏膜刺激小的为主，但并非清淡饮食就能缓解患者的症状。应以饮食规律，勿过饥过饱，少食多餐为原则。尤其是年老体弱、胃肠功能减退者，每日以 4～5 餐为佳，每次以六七成饱为好。食物中注意糖、脂肪、蛋白质的比例，注意维生素等身体必需营养素的含量。

（2）忌烟、酒、辛辣刺激食物：乙醇（酒精）能溶解胃黏膜上皮的脂蛋白层，对胃黏膜有较大的损害，人们在吸烟的时候，烟雾中的有害物质溶解并附着在口腔、咽喉部，随吞咽进入胃内，这些有害物质对胃黏膜也有很大损害。因此，急、慢性胃炎患者，一定要戒除烟酒，以免加重病情，甚至造成恶性病变。辣椒、芥末、胡椒、浓茶、咖啡、可可等食品或饮料，对胃黏膜有刺激作用，能使黏膜充血，加重炎症，也应戒除。

（3）忌过冷、过热、过硬的食物：过凉的食物和饮料，食入后可以导致胃痉挛，胃内黏膜血管收缩，不利于炎症消退；过热的食品和饮料，食入后会直接烫伤或刺激胃内黏膜。胃炎患者的食物应软硬适度，过于坚硬粗糙的食品、粗纤维的蔬菜、用油煎炸或烧烤的食品，食用后可加重胃的机械消化负担,使胃黏膜受到摩擦而损伤,加重黏膜的炎性病变。

(4)忌不洁饮食:胃炎患者要特别注意饮食卫生,尤其是夏季,生吃瓜果要洗净,不要吃变质食品。因为被污染变质的食品中含有大量的细菌和细菌毒素,对胃黏膜有直接破坏作用。放在冰箱内的食物,一定要烧熟煮透后再吃,如发现变质,要坚决扔掉,禁止食用。

饮茶可防慢性胃炎吗

调查发现,胃病患者总幽门螺杆菌感染率为50.21%,通过对484位胃病患者生活与健康状况的流行病学调查研究揭示:男性病例组人均每日重体力劳动时间明显多于对照组;父母及其同胞、子女和孙子女中有肝病史的人数也明显多于对照组;喜欢吃辣的食物与幽门螺杆菌感染明显相关,吸烟年数和吸烟量也会明显增加幽门螺杆菌感染的危险性。而喜欢吃豆类食物、饮井水、平时吃饭定时则与幽门螺杆菌感染明显呈负相关;经常饮茶明显会减少幽门螺杆菌的感染,饮茶的年数越长和饮茶量越多,则幽门螺杆菌阳性者越少;文化程度高低也与幽门螺杆菌感染呈负相关。女性病例组喝含有咖啡因的饮料会增加幽门螺杆菌感染的危险性;而做胃镜的次数多则会减少幽门螺杆菌的感染。

研究人员综合性别因素后提出,喜欢吃蛋类和吃辣的食物为幽门螺杆菌感染的危险因素,而做胃镜次数多、喜欢吃豆类和饮茶年限长则为保护因素。

饮茶防慢性胃炎要注意以下几点:① 最好喝红茶。因为绿茶属于不发酵茶,茶多酚含量较高,并保持了其原始的性质,刺激性比较强;红茶是全发酵茶,茶多酚含量虽然少,但经过"熟化"过程,刺激性弱,较为平缓温和,适合晚间饮用。尤其对脾胃虚弱的人来说,喝红茶时加点奶,可以起到一定的温胃作用。② 平时情绪容易激动或比较敏感、睡眠状况欠佳和身体较弱的人,还是以少饮或不饮茶为宜。③ 晚上喝茶时要少放茶叶,不要将茶泡得过浓。④ 喝茶的时间最好在饭后,因为空腹饮茶会伤身体,尤其对于不常饮茶的人来说,会抑制胃液分泌,妨碍消化,严重的还会引起心悸、头痛等"茶醉"现象。

如何警惕药物性胃炎

　　许多药物都可对胃黏膜发生不同水平的损伤。药物性胃炎临床表现为上腹部不适、疼痛、灼热感、食欲下降、恶心、呕吐、泛酸水,严重者亦出现呕血、便血、失血性休克,甚至发生胃肠穿孔,并发腹膜炎,如治疗不及时,可危及患者的生命。

　　药物引起胃炎的机制,视不同的药物而异。如保泰松、吲哚美辛能抑制胃黏膜的分泌,降低其维护胃黏膜屏障的作用,造成胃黏膜损伤、发炎。临时大剂量服用激素如泼尼松等药物,可降低胃黏膜腺体的分泌,削弱胃黏膜屏障的维护作用,使胃酸和胃蛋白酶分泌增加,妨碍胃黏膜上皮细胞的再生,从而引起胃炎、溃疡,甚至出血、穿孔。常用的阿司匹林等药物,可以破坏胃黏膜上皮细胞的脂蛋白层,促使胃黏膜被胃蛋白酶消化,造成糜烂和出血。药物性胃炎的发生与所用药物的剂量和服药的方法有关,发病时间也因人而异,有的服药数小时后出现症状,有的则多次服药后才出现。

　　为了防止药物性胃炎的发生,患者须慎用有刺激性的药物,如解热镇痛药阿司匹林、复方阿司匹林等;抗风湿药保泰松、布洛芬、吲哚美辛等;抗菌消炎的磺胺类药物、红霉素、四环素、呋喃唑酮(痢特灵)以及心血管类的利舍平、洋地黄类等。患者在服药时应遵照医嘱,按时、按量服用,切莫任意增加剂量或延长服药时间。胃炎、胃及十二指肠溃疡患者更应防止服用对胃有刺激的药物,以防旧病复发和加重病情。如确因病情所需,也应选用刺激小的药物,且于饭后服用,并定期胃镜检查。如需要长期服用以上药物,应同时服奥美拉唑等质子泵抑制剂或雷尼替丁等 H_2 受体拮抗剂。一旦发生药物性胃炎。应及早请医师诊治。

如何预防慢性胃炎复发

预防慢性胃炎复发要从生活作息上做起,最起码一日三餐要定时适量,最好给自己设定一个时间表,然后严格遵守。这同时会对睡眠时间产生影响,因为一些晚睡晚起的人是早中餐一起吃的,这种习惯必须要改,并不是说晚上吃夜宵可以弥补过来的,因为人的生物钟虽然可以前后移动,但总是在一定范围内,不可能产生太大的差别。

消化功能不良者,吃一点点就会饱,稍微多吃一点就会胃胀,特别在晚上多吃的话,还会因为胃部滞胀而影响入睡。硬的、纤维类的东西不好消化,因而建议细嚼慢咽。如果还没到正餐时间,可以补充一些食物,但不宜过多。食物以软、松为主,一些比较韧性、爽口的东西不宜多吃,因为这些东西最难消化。汤最好饭前喝,饭后喝也会增加消化困难,特别不要吃汤泡饭。入睡前两三个小时最好不要吃东西,否则容易影响入睡,如果觉得肚子空可以多喝水。

胃病患者应该戒烟、酒、咖啡、浓茶、碳酸性饮品、酸辣等刺激性食物,这些都是伤胃的。胃的脾性喜燥恶寒,因而冷饮和雪糕也必须要戒,食物以热为好,这对于任何人都是一个考验,特别是酷暑时节。有两种饮料可以多喝,一是牛奶,二是温水。牛奶可以形成一层胃的保护膜,每天早上起床后先喝一杯牛奶,再吃东西,是再好不过的。多喝水,特别是温水,因为人在大部分情况下会把缺水误认为是饥饿。

豆奶虽好,但为寒性,不能取代牛奶。馒头可以养胃,不妨试试作为主食。其他蔬菜、水果类的食物是人体不能缺乏的,所以应该足量。但最好煮得软一点再吃,这样胃会好受一点。

有胃病的人饭后不宜运动,最好休息一下等胃部的食物消化得差不多了再开始工作,或者慢步行走,也对消化比较有益,总之,餐后不宜立即运动或工作。

非急性情况下,不提倡乱吃药,因为长期吃药都有不良反应,而胃病是一种慢性病,不可能在短期内治愈。如有需要,也可以去看中医,中医调理对于养胃特别有效。

从中医学的角度看,胃痛一般可分为两大类,一类是实证,一类是虚证。实证患者病情较急,症状比较重,但预后较好,病情不容易反复。虚证患者病程一般较长,虽然临床症状不一定很严重,但病情较容易反复,很多"老胃病"就属于虚证的情况。中医认为:"正气存内,邪不可干",患者病情反复的关键在于人体正气的强弱。以下几个简单方法,能有效增强人体的正气。

(1)灸足三里穴:足三里穴是胃经合穴,是四总穴之一,也是全身强壮穴之一,具有疏通经络、调和气血、强健脾胃等功能。脾胃虚寒的患者,长期对该穴进行艾灸,有明显的补虚祛寒作用。如果对艾叶的气味过敏,或寒象不严重者,按摩足三里也有类似的效果。艾灸的具体方法:将纯净的艾绒(中药房有售)用手搓捏成圆锥形的艾炷,先在双侧足三里穴位涂少量的凡士林或温水,以增加黏附作用,再放上艾炷点燃。当穴位的皮肤感到疼痛时,更换艾炷。每天1~2次,每次20~30分钟。

(2)参类药物:有补气功效,长期饮用能够培补正气、调整体质。天气较热时,以太子参为主;天气转凉后,可改为党参或红参;冬天则以高丽参为主,每人每次用10 g左右的分量,可以适当加瘦肉、鸡肉等,每周炖服2次。

(3)猪肚煲:猪肚煲适合于平时怕冷的阳虚者,如果是怕冷不明显的气虚患者,夏季不宜选择这个方法,秋冬季节天气转凉时,则可考虑使用。

如何警惕慢性胃炎癌变

幽门螺杆菌是目前人类感染最为普遍的细菌,全世界约有一半的人口感染幽门螺杆菌。人是幽门螺杆菌唯一的传染源,进食不清洁的食物和接吻,都能导致幽门螺杆菌的传染。幽门螺杆菌对人体造成危害,是因为它能产生多种毒力因子,如鞭毛、黏附因子、脂多糖、尿素酶、空泡细胞毒素和细胞毒素相关蛋白,尤以后两种毒力因子危害最大。长期感染幽门螺杆菌造成慢性活动性胃炎,并导致胃黏膜萎缩和肠上皮化生,发生异型增生和癌变的机会也增多。感染时年龄越小,以后发生胃癌的可能性越大。

早期胃癌患者,80%没有症状,少数患者即使有症状也是一些非特异性表现,如食欲不振、早饱、腹部不适等,极易被当做消化性溃疡或其他胃肠道疾病而被忽视。要想早期发现胃癌,对生活在胃癌高发区、有胃部症状或有胃癌家族史的人,均应尽早定期进行胃部检查。首选的检查方法是胃镜检查,因为医师可以通过胃镜直接观察到胃黏膜的细微改变,对怀疑有癌变的地方,还可以直接通过胃镜取一些组织标本进行病理学检查。

幽门螺杆菌感染与胃癌的发生有关系,因此,防治慢性活动性胃炎癌变的一个可行措施,就是预防和治疗幽门螺杆菌的感染。

预防幽门螺杆菌感染和预防胃肠道传染病一样,要把住病从口入关。只要做到饭前便后洗手,尽量吃高温加热的熟食,喝温开水,生吃瓜果蔬菜要洗净,就能有效预防幽门螺杆菌感染。联合应用抗生素,是治疗幽门螺杆菌相关疾病的唯一有效措施。

叶酸片、猴菇菌片、胃复春等中西药物长期服用亦有助于预防慢性萎缩性胃炎患者癌变。

饮食

慢性胃炎患者饮食原则是什么

慢性胃炎患者应吃软食,要选用含粗纤维少、无刺激性、细软、容易消化的食物,并通过烹调加工将食物中的粗硬纤维切碎煮软。不用过甜、过咸、过酸、过冷、过烫、产气性强、含脂肪高的食物。除慢性萎缩性胃炎外,不用刺激胃酸分泌的食物,如:浓肉汤、鸡汤、鱼汤、虾油、味精、香料,膳食中要有足够的热量、蛋白质、维生素 A、维生素 C。宜用蒸、煮、炒、烩、炖、焖、烧的烹调方法,不用煎炸、油炸、酥炸、烤、熏、腌腊、生拌、烙的烹调方法。由于食物多经过切碎、煮软、炖烂，会较多损失维生素和无机盐，因此要随时补充富含维生素和无机盐的饮食。

饮食可采用米饭、米糕、小米粥、面条、面片、馒头、包子、饺子、馄饨、小笼包等。肉类除鱼、虾、肾、肝等可以照一般烹调外，其他如牛肉、猪肉、羊肉、鸡肉等肉类都要剁碎煮软。牛奶、羊奶、马奶等各种乳类和乳制品都可选用。豆类制品如豆浆、豆腐、豆腐干、粉丝、粉皮等也可食用。含渣滓和纤维较多的芹菜、豆芽、韭芽、大蒜、藕、榨菜一般不宜过多食用。

对于慢性萎缩性胃炎患者而言，饮食要求还有一定特殊性。轻度萎缩性胃炎，其临床表现不明显，多无胃酸缺乏，而中、重度慢性萎缩性胃炎由于胃黏膜萎缩明显，常可引起胃酸缺乏。而胃酸的作用对人体相当重要，除了有激活胃蛋白酶、分解食物等助消化作用外，还能协助对铁、维生素 B_{12} 的吸收。所以在饮食上，除了要避免坚硬、过于刺激的食物，饮食按时定量外，宜食含丰富的蛋白质而较低脂肪的饮食，水果宜吃山楂、橘子、苹果等。胃酸少时，还可用肉汤、鸡汤、鱼汤来增进食欲，以刺激胃酸的分泌，提高胃酸浓度。进食时还可以用少许醋类作调料以助消化。在主食的选择上，宜提倡以面食为主食，面食较米饭对胃的保护作用要好。

慢性胃炎患者要根据各自的病情，适当调整饮食：

（1）腹胀：腹胀明显的患者，如进食后有上腹饱胀、嗳气、食物不易下去的感觉者，宜少食多餐，且应避免进食易引起腹胀的食物，如芋头、马铃薯、藕、地瓜等高淀粉类的食物。

（2）胃酸偏多：胃酸偏多的胃炎患者不宜进食含糖及

蛋白质过高的食物,更不宜进食过酸的食物。

(3)胃酸偏低:胃酸偏低的胃炎患者,尤其是较重的萎缩性胃炎患者,宜多食瘦肉、禽肉、鱼类、奶类等高蛋白、低脂肪的饮食,有时还可在进餐时加少量食醋于食物中,帮助消化,促进食欲。

(4)胆汁反流:胆汁反流性胃炎患者应特别注意禁酒戒烟,宜进低脂肪饮食。

(5)慢性胃炎急性发作或并发消化道出血:慢性胃炎急性发作或并发消化道出血的患者,应根据病情暂时禁食或给以流质、半流质饮食,待症状改善后,再逐步恢复正常饮食。

慢性胃炎患者应选用哪些食物

粗纤维食物难以消化、吸收,会加重胃的负担,故应少食。腹胀是胃肠道疾病最常见的症状,而饮食与腹胀关系密切,腹胀者应避免食用产气的食物。胃病患者往往继发贫血,而合理的饮食调理在治疗贫血中有重要作用。试验表明,辛辣刺激性食物对胃黏膜有损害作用,但一般不引起慢性胃炎,对健康人来说,辛辣食物可以增加胃黏膜的血流量,加快胃黏膜代谢,促进消化,健康人可以放心食用,但对于患有胃炎、胃溃疡的患者则应慎用辛辣刺激性食物,以免加重对胃黏膜的损害。酸性食物入胃后可提高胃内酸度,影响溃疡的愈合,但可使用于胃酸缺乏的中、重度慢性萎缩性胃炎患者;碱性食物可中和过多的胃酸。胃炎患者应少食粗纤维多、产气多、刺激性大、草酸过多及腥、辛发物。食补和食疗必须辨明食物的寒性或热性,以便根据保养、治疗的不同要求进行选择。凡属寒凉性的食物,具有清热、泻

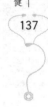

火、解毒的功效,能够纠正热性体质,减轻或消除热性病证。凡属温热性食物,具有助阳、温里、散寒等功效,能够纠正寒性体质,减轻或消除寒性病证。例如,出现高热、口渴、便结等热性病证的患者,应服用寒凉性的食物;因寒凉所致的胃痛、大便稀糊的患者,应服温热性的食物。

含粗纤维的食物

（指每100 g食物含粗纤维2 g以上）

玉米、小米、高粱、荞麦、燕麦、黄豆、青豆、绿豆、赤豆、豌豆、蚕豆、黄豆芽、毛豆、木薯、番薯、竹笋、芦笋、茼笋、茭白、芹菜、韭菜、大蒜苗、黄花菜、香椿、青椒、洋葱、芥菜、牛皮菜、苹果、梨、葡萄、杏、柿、山楂、草莓、杏干、梅干、橄榄、红枣、栗子、核桃、花生、木耳、蘑菇、香菇、笋片、茄干、发菜、海带、紫菜、海藻等。

易产气的食物

木耳、马铃薯、洋葱、大蒜、甜薯、萝卜、青菜、卷心菜、韭菜、生葱、芹菜、各种干豆类、豆浆、牛奶、蔗糖、汽水、可乐饮品、啤酒等。

补 血 食 物

猪肝、羊肝、牛肝、鸡肝、兔肝、猪心、肾、瘦肉、鱼、猪蹄、胡萝卜、菠菜、龙眼肉、荔枝、葡萄、花生、何首乌、阿胶、鹿筋、乌贼、海带、木耳、红糖等。

止 血 食 物

猪皮、猪肉、乌骨鸡、乌贼骨、藕、藕节、芹菜、槐花、鸡冠花、马兰头、韭菜、芹菜、空心菜、荠菜、番茄、白萝卜、生蒜、生姜、豆腐、豆腐渣、木耳、莲子、红枣、柿饼等。

刺激性大的食物

洋葱、大蒜、辣椒、胡椒、芥末、咖喱、桂皮、八角、浓茶、烈酒、咖啡等。

含草酸多的食物

菠菜、苋菜、空心菜、葱、洋葱、青蒜、蒲菜、竹笋、茭白、毛豆、可可、石榴、无花果等。

碱 性 食 物

乳类、动物血、酱油、食盐、各种新鲜蔬菜、水果等。

酸 性 食 物

大米、面粉、各种豆类（如黄豆、青豆、黑豆、赤豆、绿豆、芸豆、白扁豆、豌豆、蚕豆、刀豆等），还有花生、核桃、瓜子、松子、栗子、白果、莲子、菱角、鱼类、肉类、蛋类等。

腥、辛发物

各种鱼、虾、蟹、兔肉、蛋、鸡肉、骡肉、马兰头、芋头、马铃薯、葱、洋葱、姜、蒜苗、韭菜、芥菜、菊花菜、辣椒、胡椒、桂皮、油菜等。

寒凉类食物

麦子、麸子、白高粱、薏苡仁、黑面、面筋、芡实、猪肺、猪肠、驴肉、鸭肉、鸡蛋、青蛙、田螺、河蟹、食油、白糖、茶、荷叶、西瓜子、白芝麻、黑扁豆、绿豆、豆腐、芦笋、藕、莴笋、马铃薯、茭白、竹笋、萝卜、苋菜、菠菜、鸡毛菜、菊花菜、芹菜、黄花菜、龙须菜、蕨菜、苦菜、珊瑚菜、君达菜、茄子、冬瓜、丝瓜、黄瓜、菜瓜、木瓜、苦瓜、甜瓜、西瓜、柚子、梨、广柑、香蕉、柿子、柿饼、桑葚等。

温热类食物

白面、黄牛肉、猪肚、狗肉、鸡肉、鸡肝、鸡蛋黄、鹅蛋、鲫鱼、鲢鱼、黄鳝、河虾、海蜇、海马、白花蛇、黄豆、白扁豆、南瓜子、刀豆、胡萝卜、南瓜、白菜、淡菜、海参、石榴、橘子、樱桃、荔枝、椰子、大枣、核桃、杏仁、杨梅、槟榔、佛手、桃、山楂、桂花、玫瑰花、玉兰花、麦芽糖、红糖、酒酿、饴糖、韭菜、油菜、香菜、大蒜等。

平和类食物

大米、玉米、黄高粱、猪蹄、猪心、野猪肉、水牛肉、乌骨鸡、鹅肉、羊肉、鸡蛋、牛奶、青鱼、鲤鱼、鲥鱼、鳗鱼、鲈鱼、鲳鱼、黄鱼、甲鱼、泥鳅、海虾、乌蛇、赤豆、黑豆、青菜、菱角、白果、花生、莲子、山药、百合、芡实、木耳、无花果、鲜桂圆、菠萝、葡萄、草莓、菠萝蜜、枣、甘蔗、蜂蜜、冰糖、燕窝、杨桃等。

慢性胃炎患者如何选择食物

(1)注意食用具有营养的食物：多吃些高蛋白食物及高维生素食物,保证机体的各种营养素充足,防止贫血和营养不良。对贫血和营养不良者,应在饮食中增加富含蛋白质和铁的食物,如瘦肉、鸡、鱼、肝、腰等内脏。多吃带有深色的新鲜蔬菜及水果,如绿叶蔬菜、番茄、茄子、红枣等。每餐最好吃2~3个新鲜山楂,以刺激胃液的分泌。但应注意柿子和山楂吃得太多易导致胃石症。

(2)注意食物的酸碱平衡：当胃酸分泌过多时,可喝牛奶、豆浆、吃馒头或面包以中和胃酸;当胃酸分泌减少时,可用浓缩的肉汤、鸡汤、带酸味的水果或果汁,以刺激胃液的分泌,帮助消化,要避免引起腹部胀气和含纤维较多的食物,如豆类、豆制品、蔗糖、芹菜、韭菜等。当患有萎缩性胃炎时,宜饮酸奶,因酸奶中的磷脂类物质会紧紧地吸附在胃壁上,对胃黏膜起保护作用,使已受伤的胃黏膜得到修复,酸奶中特有的成分乳糖分解代谢所产生的乳酸和葡萄糖醛酸能增加胃内的酸度,抑制有害菌分解蛋白质产生毒素,同时使胃免遭毒素的侵蚀,有利于胃炎的治疗和恢复。

(3)当口服抗生素治疗某些感染性疾病时,应同时饮用酸奶,既补充了营养,又避免了抗生素对人体产生的不良反应,因为酸奶中含有大量的活性杆菌,可以使抗生素引起的肠道菌群失调现象重新获得平衡,同时保护了胃黏膜。

平时一定要把握进餐量,不能因喜好的食物而多吃,一定要少吃多餐,以增进营养,减轻胃部负担为原则,同时要禁忌烟酒,避免空腹时喝浓茶和咖啡。

慢性胃炎患者怎样进行饮食调理

(1)应食用刺激性小、细软清淡、易消化的食物,避免食用过甜、过咸、过于粗硬的食物,也不宜多食炸、烤、熏、烙和腌制食物。由于轻微的辣味可以促进胃的血流供应,增强胃的运动,刺激胃液分泌,所以并不绝对禁食辣味食品,但不能太辣,也不要吃得过多。

(2)食物的温度以接近体温为好,不要过冷,也不要过热,要逐渐养成这个习惯。

(3)新鲜蔬菜中的维生素C、绿色蔬菜中的叶酸、红色蔬菜中的胡萝卜素、蘑菇及海产品中的硒等,都有一定的防止癌变作用,慢性萎缩性胃炎患者可以适当多食。

(4)胃酸偏低者,可食用浓缩的肉汤、鸡汤、适量的鱼、瘦肉等高蛋白、低脂肪的食物以及山楂、橘子、广柑等带酸味的水果或果汁,以增加胃酸的分泌,增进食欲;而胃酸偏高者,可喝牛奶、豆浆、吃馒头或面包以中和胃酸。

(5)慢性萎缩性胃炎患者,宜饮酸奶,因酸奶中的磷脂类物质会紧紧地吸附在胃壁上,对胃黏膜起保护作用,使已受伤的胃黏膜得到修复。酸奶中特有的乳糖成分代谢所产生的乳酸和葡萄糖醛能增加胃内的酸度,同时还可抑制有害菌产生毒素,使胃免遭毒素的侵蚀。

(6)十二指肠液反流者应禁酒、戒烟,食用低脂肪食物。因为乙醇与十二指肠液中的胆汁共同作用会对胃黏膜屏障造成更严重的破坏;香烟中的尼古丁可造成幽门括约肌功能障碍,加重十二指肠液的反流;而高脂肪食物会促使胆汁分泌增加。

(7)进食以八分饱为宜。吃饭时不要看书看报,以免影响消化。由于咀嚼可以引起消化液的分泌,促进消化,所以吃饭时要细嚼慢咽。

(8)餐前和进餐时不要大量饮水,以免加重胃的负担,冲淡胃液。

(9)胃胀明显者,应避免食用容易产生气体的食物,如豆类、豆制品、蔗糖、红薯、马铃薯等。

(10)很多人做菜时喜欢勾芡,可别小看这么个动作,勾过芡的菜不仅营养物质得到了很好的保存,芡汁还能起到保护胃黏膜的作用。勾芡所用的芡汁大部分用淀粉和水搅拌而成,淀粉在高温下糊化,具有一定的黏性,有很强的吸水和吸收异味的能力。一般的菜肴,其汤比菜味浓,而且汤中还有许多无机盐、维生素等营养物质。勾芡会使汤汁裹在原料上,减少食物中营养素的损失。勾过芡的菜适合有胃病的人吃,因为淀粉是由多个葡萄糖分子缩合而成的多糖聚合物,它可与胃酸作用,形成胶状液,附在胃壁上,形成一层保护膜,防止或减少胃酸对胃壁的直接刺激,保护胃黏膜。

慢性胃炎患者为什么
不宜大量喝啤酒

研究发现,大量喝啤酒可以引起慢性胃炎,已患慢性胃炎者又可加重或促使病情反复。这是因为胃黏膜主要合成一种叫前列腺素E的物质,前列腺素E能抑制胃酸分泌,保护胃黏膜,而缺乏前列腺素E,可引起胃黏膜损害。饮过量啤酒,会抑制或减少胃黏膜合成前列腺素E。除此之外,慢性胃炎患者大量饮用啤酒后,患者较普遍地感到上腹胀满,烧灼感加重,嗳气频繁,食欲减退;萎缩性胃炎患者饮后症状尤为显著。胃镜下见胃黏膜充血增多,所以,患有慢性胃炎的人不宜大量饮用啤酒,特别是冰镇的啤酒。

慢性胃炎患者为何不宜
饮浓茶、浓咖啡

茶叶、咖啡是无乙醇(酒精)饮料,它们都有醒脑提神作用,是世界上最为普及的饮料。茶叶与咖啡中因含有茶碱、咖啡因,可使人的中枢神经兴奋,兴奋心肌,并有松弛平滑肌及利尿作用,但胃炎患者不宜饮用。研究表明,咖啡因类物质能刺激胃的腺体,使胃酸及胃蛋白酶等消化液分泌增加。当胃由于各种原因而受到损害,出现各种病变,如胃炎、胃溃疡时,浓茶、浓咖啡会引起胃酸分泌增多,可直接加重胃病,降低胃药的疗效,不利于疾病的康复。由此可见,当胃患有炎症或溃疡病时,不宜饮浓茶和咖啡。

慢性胃炎患者的茶饮调养方有哪些

（1）陈皮菊花茶：陈皮 6 g，菊花 3 g，绿茶 3 g。将陈皮洗净切碎，与菊花、绿茶同放入大杯中，用滚水冲泡，加盖闷数分钟，调入红糖即成。当茶，频频饮用。可冲泡 3～5 次。行气消胀，和中开胃。适宜于肝气犯胃之慢性浅表性胃炎。

（2）代代花甘草茶：代代花 5 g，春砂花 3 g，炙甘草 3 g。将代代花、春砂花、炙甘草去杂质洗净、晾干。放入大茶杯中，加沸水冲泡，加盖闷 10 分钟即成。代茶频频饮用，一般可冲泡 3～5 次。疏肝理气，行气宽胸，开胃止呕。适宜于肝气犯胃之慢性浅表性胃炎。

（3）党参小米茶：党参 10 g，炒小米 30 g。将党参、炒小米加 1 000 ml 水，煮至 500 ml。代茶饮服，隔日 1 剂。健胃补脾，养阴止渴，帮助消化。适宜于慢性萎缩性胃炎、肥厚性胃炎、胃及十二指肠溃疡等。

（4）麦冬二参茶：麦冬 9 g，党参 9 g，北沙参 9 g，玉竹 9 g，天花粉 9 g，乌梅 6 g，知母 6 g，甘草 6 g。将麦冬、党参、北沙参、玉竹、天花粉、乌梅、知母、甘草共研粗末，放入茶杯中，加入沸水冲泡，加盖稍焖即成。代茶饮，每日 1 剂。滋补胃阴。适宜于萎缩性胃炎。

（5）梅香养胃饮：乌梅 10 g，木香 6 g，麦冬 10 g。将乌梅、木香、麦冬洗净，共入沙锅，加适量水，用中火煮沸 15 分钟，用干净纱布过滤，弃渣取汁即成。每日 1 次热服，连服 6 日为 1 个疗程。养胃生津，行气止痛。适宜于胃酸缺乏的萎缩性胃炎。

（6）大麦麦芽消食饮：大麦芽 30 g，谷芽 20 g，神曲 15 g。将大麦芽、谷芽、神曲同入锅中，加水适量，大火煮沸，

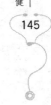

改用小火煎煮 30 分钟,去渣,取汁即成。每日早晚分饮。健脾开胃,消食和中。适宜于慢性胃炎等。

（7）双花山楂蜜饮：金银花 30 g,菊花 15 g,山楂 50 g,蜂蜜 50 g。将山楂洗净,切片,与金银花、菊花一同放入锅中,加水 2 000 ml 煎煮 30 分钟,取汁后,再加水煎取第 2 次汁,调和两次汁液,复置火上,加入蜂蜜,搅匀,烧至微沸即成。每日早晚分饮。清热解毒,开胃消食。适宜于慢性胃炎等。

慢性胃炎患者的果菜汁调养方有哪些

（1）白萝卜蒲公英蜜汁：白萝卜 200 g,鲜蒲公英 100 g,蜂蜜 20 g。将白萝卜洗净,保留皮及根须（如有萝卜缨亦保留）,切碎榨汁。鲜蒲公英除去败叶、杂质,洗净,放入温开水中浸泡片刻,捞出后,捣烂取汁。将两汁混合,兑入蜂蜜即成。每日早晚分饮。清胃解毒,消积和中。适用于胃部郁热型慢性胃炎。

（2）橘子草莓汁：橘子 1 个,草莓 75 g,葡萄酒、蜂蜜各适量。将橘子去皮,榨汁。草莓洗净,压汁。将橘子汁和草莓汁混合均匀,加入蜂蜜和葡萄酒,搅拌均匀即成。每日早晚分饮。理气开胃,增进食欲。适用于慢性胃炎等。

（3）鲜桃柠檬汁：鲜桃 250 g,柠檬、白糖各 30 g,凉开水 400 ml。将鲜桃洗净,挖去果核,待用。柠檬洗净,去皮、核后放进搅拌机,加入凉开水,搅拌 1 分钟,然后加入鲜桃和白糖,再次搅拌,当成为稀浆汁时,分倒入 3 只杯子中,即可饮用。每日 3 次,每次 1 杯,频频饮用。生津止渴,活血消积。适用于阴虚型慢性胃炎等。

（4）枇杷黄瓜汁：枇杷 200 g,黄瓜 500 g,柠檬汁、白糖各适量。将枇杷去皮、核,黄瓜洗净后切片,同入果汁机中搅打,取汁,加入柠檬汁及白糖,搅匀即成。上下午分饮。润肺止咳,和胃生津。适用于慢性胃炎等。

(5)香瓜菠萝汁:香瓜 500 g,菠萝汁 100 g,白糖适量。将香瓜去皮、籽,榨汁。将菠萝汁、香瓜汁倒进容器内,加入白糖,搅匀。上下午分饮。健身强体,补益脾胃。适用于脾胃虚弱型慢性胃炎等。

(6)草莓鲜汁:鲜草莓 500 g,白糖适量。将鲜草莓择洗净,放入容器里,捣汁,放入小锅中用中火煮开,加适量白糖拌匀即成。上下午分饮。生津开胃。适用于阴虚型慢性胃炎等。

慢性胃炎患者的饮食粥、汤调养方有哪些

(1)参芪大枣良姜粥:党参 20 g,黄芪 20 g,大枣 6 枚,高良姜 5 g,粳米 100 g,一起煮成粥。日服 1 剂,分 2 次食用。温阳益气健中。适用于脾胃虚寒型慢性胃炎。

(2)党参焦米粥:党参 25 g,粳米 50 g。将粳米淘洗干净,沥干,炒至焦黄;然后与党参一同加水 1 000 ml 煎至500 ml 即成。隔日 1 剂,可连续食用。补中益气,除烦渴,止泄泻。适用于慢性胃炎、消化性溃疡等。

(3)鲜藕粥:鲜藕 200 g,糯米 100 g,红糖适量。将鲜藕洗净,切成小块,与红糖和淘洗干净的糯米一同入锅,加水用武火烧开,再转用文火熬煮成稀粥。每日早晚分食,温热食用。健脾开胃,养血止泻。适用于脾胃虚寒型消化性溃疡、慢性腹泻。

(4)猴头菇粥:猴头菇 150 g,粳米 100 g,葱花、生姜

末、精盐、味精各适量。将猴头菇用温开水泡发,去柄蒂,洗净,切碎,剁成糜糊状。粳米淘净后入锅,加水适量,先用大火煮沸,加猴头菇糜糊,改以小火煨煮成黏稠粥,粥成时加葱花、生姜末、精盐、味精,拌和均匀即成。每日早晚分食。调补脾胃,促进食欲,防癌抗癌。适用于脾胃虚寒型慢性胃炎、消化性溃疡、胃窦炎。

(5)鳙鱼党参汤:鳙鱼 1 条,党参 15 g,草果 1.5 g,陈皮 3 g,桂皮 3 g,干姜 6 g,胡椒 10 粒,葱、酱、精盐各适量。将鳙鱼去鳞、鳃及内脏洗净,党参、草果、陈皮、桂皮、干姜、胡椒洗净,一同入锅,加适量的水,先用大火煮沸,再转用小火慢炖,至鱼肉熟烂,加入葱、酱、精盐调味,稍煮即成。佐餐食用,饮汤吃鱼肉。温补脾胃。适宜于慢性胃炎等。

(6)沙参山药汤:北沙参 30 g,淮山药 30 g。将北沙参、淮山药分别洗净切碎,一同入锅,加适量的水,先浸渍 2 小时,再煎煮 40 分钟,取汁;药渣加适量的水再煎煮 30 分钟,去渣取汁,合并两次药汁即成。日服 1 剂,分早晚 2 次温服。滋阴益气,补脾养胃。适宜于脾胃气阴不足之慢性胃炎等。

慢性胃炎患者的菜肴调养方有哪些

(1)糖醋熘翠衣:西瓜皮 300 g,白糖 30 g,醋 30 g,精盐、鸡蛋、葱花、蒜蓉、湿淀粉、干淀粉、面粉、植物油各适量。将西瓜表皮削去,留内皮肉,洗净,切成 2.5 cm 宽、4 cm 长的片。把白糖、醋、精盐、葱花、蒜蓉、湿淀粉加适量的清水,兑成糖醋汁。鸡蛋液、面粉、干淀粉和植物油搅成糊,把西瓜皮片放入拌匀。炒锅上火,放油烧至六成热,逐个下入瓜皮片,炸成两面呈金黄色时捞出控油。锅上大火,将兑好的糖醋汁倒入锅内,汁沸时淋上熟油,再下入炸好的瓜皮片,翻两个身,出锅装盘即成。佐餐食用。清热解暑,生津止渴。适用于胃热型慢性萎缩性胃炎等。

(2)菱角炒肉丁:嫩菱角500 g,猪五花肉100 g,葱花、精盐、味精、酱油、白糖、湿淀粉、植物油、鲜汤各适量。将嫩菱角洗净,去壳,去皮,切成小丁,放入沸水内略烫后捞出。猪肉洗净,切成小丁。炒锅上火,放油烧热,下葱花煸香,再下肉丁翻炒,烹入酱油,放入菱角丁、精盐、味精、白糖及鲜汤,略炒,用湿淀粉勾稀芡,起锅装盘即成。佐餐食用。补气养血。适用于气血不足型慢性胃炎及贫血等。

(3)山楂肉干:山楂150 g,猪瘦肉400 g,黄酒、味精、酱油、白糖、葱段、生姜片、花椒、植物油、麻油各适量。将猪瘦肉洗净,沥水。山楂去杂,洗净,半量放入沙锅内,加清水用大火烧开,投入猪瘦肉,用小火熬煮至六成熟,捞出猪瘦肉切成肉条,再加入适量酱油、黄酒、葱花、生姜片、花椒,将肉条拌匀,腌渍1小时左右,沥去水分,待肉色微黄时捞起。将余下的山楂下油锅略炒,投入肉条,反复翻炒,文火烘干,酌加麻油、味精、白糖,炒匀即成。佐餐食用。滋阴润燥,健脾开胃。适用于脾胃不和型慢性胃炎等。

(4)橘皮豆腐干:橘皮15 g,豆腐干250 g,干辣椒2个,酱油、生姜、黄酒、麻油、味精、精盐、花椒、植物油、葱、鲜汤各适量。将豆腐干切丝。炒锅上火,放油烧热,下入豆腐干丝炸透捞出。干辣椒和干橘皮也放入锅中炸,捞出碾末。锅留底油,下入干辣椒、花椒、生姜、葱,倒入干丝,加黄酒、酱油、味精、鲜汤,煮沸后,改小火焖一会儿,再改大火收汁,撒入橘皮末,翻炒几下,淋上麻油即成。佐餐食用。益气健脾,利湿减肥。适用于脾胃虚弱型慢性胃炎。

(5)樱桃肉丁:樱桃200 g,猪里脊肉250 g,酱油、精盐、白糖、植物油各适量。将樱桃洗净,除去果核。再将猪里脊肉洗净,先切成厚片,再切成丁。炒锅上火,放油烧热,下肉丁煸炒,加入酱油、白糖、精盐,翻炒均匀,再下樱桃翻炒几下,起锅装盘即成。佐餐食用。滋补养血。适用于气血两虚型慢性胃炎、胃下垂、胃肠功能减弱等。

慢性胃炎患者的主食菜肴调养方有哪些

(1)党参健胃饭:党参 3 g,山楂 6 g,陈皮 2 g,神曲 6 g,粳米 280 g,白糖 30 g。将党参、山楂、陈皮、神曲煎取药汁,加入白糖使溶,再加入淘净的粳米之中,酌加适量的水,煮熟即成。当正餐食用。健胃消食。适用于慢性胃炎之食欲不振、脘腹胀满等。

(2)梅枣杏仁饼:乌梅 1 个,樱桃 5 g,大枣 2 个,杏仁 7 个,面粉 100 g,白糖少许,黄酒、醋各适量。将乌梅去核,洗净,大枣去核,杏仁去皮,共同捣碎,倒入面粉盆中,加白糖、水适量拌匀,做成小圆饼。将小圆饼放在热锅里,烙成焦黄色即成。当点心食用。养阴生津,缓急止痛。适用于阴虚型慢性胃炎。

(3)桂花糖藕:糖桂花 10 g,嫩藕 300 g,糯米 50 g,红糖 20 g。将藕洗净,去须,切去藕节与藕头(留用),洗净藕孔。将淘洗净的糯米灌入藕孔内,盖上藕头,并用牙签锁紧放入沙锅,加适量水、红糖,大火煮沸,改用小火煨煮,至藕酥烂,加入糖桂花,再煮 5～10 分钟,捞出,切成薄片,装盘,将煮藕汁浓缩,淋在藕片上即成。当点心食用。补中益气养血,健脾和中开胃。适用于脾胃虚寒、气血不足、食欲不振的慢性胃炎。平素胃酸过多及伴发糖尿病者不宜食用。

（4）萝卜米饺：粳米 450 g，萝卜 750 g，黄豆、蒜苗各 50 g，生姜丝 25 g，精盐、辣椒粉、花椒粉、植物油各适量。将萝卜洗净，削去外皮，切去根部，刨成细丝，加入精盐拌匀，腌渍。蒜苗去老茎，洗净，沥水，切成末。将腌好的萝卜丝放入盆内，加入蒜苗末、生姜丝、辣椒粉、花椒粉、精盐，拌和均匀，制成馅料。粳米用清水淘洗干净，黄豆拣去杂质，洗净。粳米和黄豆一起放入盆内，加清水浸泡 5 小时，捞出沥水，加清水适量，带水磨成细浆，盛在盆内。锅上大火，放植物油烧至八成热时，将柄长 15 cm 的半月形铁勺入油中烧热，取出，舀入米豆浆，超过勺面即可，加入馅料扒匀，再舀入米豆浆覆盖萝卜丝上呈饺形，下锅中炸至萝卜饺呈金黄色，出锅即成。当点心食用。行气宽胸，健胃消食，解毒散瘀。适用于慢性胃炎等。

（5）山楂荸荠糕：山楂酱 150 g，荸荠粉 300 g，面粉 200 g，鸡蛋 2 个，发酵粉 15 g，冰糖、猪油各适量。将荸荠粉与面粉混合，加发酵粉、鸡蛋液、冰糖水和匀，在 35～40℃ 温度下发酵。盛器四周涂上猪油，倒入发酵粉糊，约为容器的 1/3 量，上笼蒸 15 分钟。取出铺上山楂酱，再倒入约为容器 1/3 量的发酵粉糊，上笼蒸 15 分钟即成。当点心食用。清热利湿，健脾开胃。适用于慢性胃炎等。

（6）柿饼糯米蒸饭：柿饼 50 g，糯米 250 g，白糖 30 g。将柿饼洗净，切成小方丁待用。糯米淘洗干净后与柿饼拌匀，置于饭盒内，加入清水适量，再上笼蒸约 40 分钟，取出后加糖，当主食食用。健脾益胃，降逆止呕。适用于慢性胃炎等。

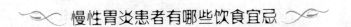

慢性胃炎患者有哪些饮食宜忌

饮食不当是慢性胃炎的发生和发作的重要原因之一，

因此饮食调理是治疗慢性胃炎的重要措施。许多慢性胃炎患者由于不注意饮食的禁忌,而妨碍了治疗或加重了病情。所以,慢性胃炎患者在饮食上要注意宜忌。

1. 忌

(1)忌食某些食物:经常吃酸醋、腌黄瓜、过咸的腌菜等,可损伤胃黏膜引起慢性胃炎。慢性胃炎患者,如继续大量吃以上的食物,不但可使病变加重,而且由于腌泡食物含有较多的亚硝胺,进食量过多,可诱发癌变。此外,辣椒、胡椒、韭菜、生姜等刺激性食物,尽量少吃,因其直接刺激胃黏膜,不利于疾病的修复。芹菜等含渣滓和纤维较多的蔬菜不易消化,可加重胃的负担,慢性胃炎患者应少吃。慢性胃炎患者的消化力较弱,所以对香芋、地瓜、糯米等黏腻难消化的食物,少食为宜,以免加重饱胀、嗳气等症状。同时,还要避免进食坚硬、粗糙、油腻的食物,过食容易加重胃黏膜的磨损,不利康复。

(2)禁酒:酒可损伤胃黏膜,尤其是烈性酒可使胃黏膜出血、水肿、糜烂,甚至引起消化道出血。此外,饮酒后可使正常进食量减少,会导致营养缺乏,而人体缺乏蛋白质和维生素 B 族等又可造成胃黏膜损害,引起胃黏膜炎症。

(3)忌狼吞虎咽:狼吞虎咽使食物未能充分嚼细,不能与唾液充分混合,使之不易消化,影响胃炎愈合。

(4)忌暴饮暴食:暴饮暴食会突然增加胃的负担,损害胃功能,严重的可发生急性胃扩张、胃穿孔或急性胰腺炎,甚至可危及生命。

2. 宜

(1)宜少宜精:宜少指不可过饥再吃东西,吃东西一次不可过饱,晚饭宜少。宜精指少吃粗糙和粗纤维多的食物,尤其对于有消化不良的患者,要求食物要精工细作,富含营养。

（2）宜温宜洁：宜温指胃病患者不可过食冷瓜果，也不能因畏凉食而吃热烫饮食，这对食管和胃的损伤也很大。宜洁是指有胃病的人胃抵抗力差，应防止食物被污染，并注意食用器具的卫生。

（3）宜鲜宜淡：宜鲜是指吃适量新鲜蔬菜和水果，新鲜蔬菜水果可防痛，同时也指吃新鲜的食物，不食腐烂变质的食物。宜淡指宜吃清淡的素食。中医认为淡味是养胃的，清淡素食既易于消化吸收，有利于胃病的恢复，而且可使人长寿。新鲜蔬菜和五谷都为健胃食品，但食用不可过量。

（4）宜软宜缓：宜软指饭食、蔬菜、鱼肉之品宜软烂。宜缓指细嚼慢咽，充分地咀嚼，唾液大量分泌，有利于食物的消化吸收。

调养

 慢性胃炎患者日常生活中应注意什么

（1）注意休息：劳逸结合，适当注意休息，工作勿过于劳累，精神勿高度紧张，要保证足够的睡眠。

（2）生活规律：按时起床，按时睡觉，按时工作，按时用餐，按时锻炼，按时娱乐，按时大便。每个人可根据自己的工作性质和情况，制定出一份作息时间表，尽可能保持生活规律。

（3）愉快乐观：要保持精神愉悦、乐观。精神紧张、焦虑、恐惧、愤怒、抑郁、消沉、忧虑往往会引起或加重各类胃炎。

（4）饮食卫生：饮食以精、细、软为原则，定时定量，少食多餐，细嚼慢咽，勿暴饮暴食，酗酒，勿食生冷及肥甘油炸之品，注意饮食卫生，尤其要注意凉拌菜的卫生，慎用有刺激性的食物，如生蒜、生大葱、芥末等，不要饮浓茶、浓咖啡，忌烟酒。

（5）自我按摩：用手掌或掌根鱼际部在剑突与脐连线之中点（中脘穴）部位做环形按摩，节律中等，轻度适宜。每次10～15分钟，每日1～2次。按摩脘腹部，能促进胃肠蠕动和排空，增强胃肠分泌腺的分泌功能，提高消化能力，并有解痉止痛的作用。

（6）定期检查：慢性萎缩性胃炎患者，若胃酸极低或无酸，或全胃萎缩，且伴有重度肠上皮化生或中度以上异型增生，应定期查胃镜及活检。

为何慢性胃炎患者应重视日常调养

胃的慢性病变大都是致病因素的长期存在和反复损伤的结果，而其中多数是由饮食、起居、情志等原因引起和诱发的。所以说，对于慢性胃炎的预防，就应从平时的生活起居调养中做起。

应尽量避免进食粗糙的食物，食物宜软而易消化，以减轻胃黏膜在消化过程中的损伤和负担，使胃黏膜得到充分休息而使病变部位得以修复，在急性发作阶段更宜如此。胃痛等症状持续不止的，应以流质或半流质食物为主，如粥、煮烂的面条、藕粉、牛奶等。但这只能是短期的，在正常情况下还应保证除竹笋外的富含纤维素食物的适量摄入。第二，进食过量对胃黏膜是有慢性损伤的。存在胃脘饱胀、疼痛、恶心、食欲不振等胃动力障碍的患者,可采取"少食多餐"的原则,这样既保证一定的进食量,又不致胃肠负担过重。中医早就有"晚餐不可多食"、"饱食即卧,乃生百病"、"胃不和则卧不安"的说法。而慢性萎缩性胃炎合并消化性溃疡的患者,则不宜"少食多餐",反复的食物刺激会刺激胃酸的分泌,从而对炎症和溃疡的愈合不利,所以应保持"一日三餐"习惯。第三,食谱应以清淡为原则,同时可适当食用一些花椒、生姜、蒜、葱等辛辣食品,少食不仅可祛寒暖肚,开胃悦脾,而且还有促进胃肠动力等作用。

无论是大喜、大怒、过度悲伤、过度忧虑,还是受到惊恐等,都能累及到脾胃的正常功能,所以,对于慢性胃炎患者来讲,保持良好的精神状态,具有十分重要的意义。值得一提的是我国古人以清心寡欲作为养生的最基本要求,其实古人提出的是"实事求是"的精神,也就是说患病之后要摆正位置,这样才能看淡各种诱惑。对于一时难以解决的问题,可以通过与知心朋友交谈进行宣泄,或者请心理医师进行心理治疗。

慢性胃炎患者大多数存在脾胃气血亏虚、阴阳失衡及气机逆乱等情况,所以,患者的起居应正常,并与大自然的变化相适应,不能太劳累,要尽量避免熬夜工作。这不仅因为夜间工作效率明显比白天低,而且白天的睡眠效果也不如夜间的好,很容易出现胃肠的内分泌失调,产生一系列的胃脘不适的症状。研究还表明,人体在做某一项工作时,常常只动用了大脑皮质的某一功能区或者躯体的某一肌肉群,而其他有关部位正在休息。所以长时间地从事某一项工作后,除了要补充足够的睡眠外,可以改换另一种活动。紧张用力工作后,可多做放松运动;脑力劳动者久坐不动的,可以多做下肢为主的活动,以及练书法、绘画等。中医学认为四季气候对人的影响不能忽视，某些胃肠疾病亦存在鲜明的季节特点。因此在季节的变换之际，应当注意调整作息时间和衣着，做到"天人相应"。

慢性胃炎如何按摩自疗

方法一：

（1）中指指腹轻轻揉按中脘穴，连续揉按 2～3 分钟，以局部出现胀感为宜。此法适合于胃脘部隐痛者。

（2）拇指指腹揉按内关穴，用力可稍重，连续揉按 3～5 分钟，直至局部出现酸胀感为止。此法适用于胃中嘈杂、饥不欲食者。

（3）拇指或中指指腹轻轻揉按足三里穴，持续 3～5 分钟，以局部出现轻微酸胀感为宜。

（4）拇指指腹置于三阴交穴上，用中等力量扪按该穴，每隔半分钟放松 10 秒钟，反复扪按 3～5 分钟，直至局部出现酸胀感为止。此法适用于纳差、食后腹胀、腹泻等症状的治疗。

（5）拇指指端置于太溪穴上，示指指端置于昆仑穴上，两指用中等力量捏按，每隔 20 秒钟放松 5 秒钟，反复按压 3 分钟，直至局部出现酸胀感为止。此法适合于贫血、消瘦、口干等症状的治疗。

方法二：

（1）患者取仰卧位，施术者站立位，用双手自患者胸部两侧从上往下反复推拿、指压 3～5 分钟，用力不宜太重。

（2）施术者右手拇指为着力点，在胃脘部自上而下、自右向左反复指压 3～5 分钟，用力不宜太重。

（3）施术者再用双手掌心搓热，分别置于患者胃脘部两侧,轻轻按压 3~5 分钟,使胃脘部有温热感方可。

(4) 再指压足三里穴、三阴交穴 2~3 分钟,使穴位有酸胀得气感方可。

(5) 患者取俯卧位,施术者先用右手拇指、示指、中指指腹着力,在患者脊柱两侧自上而下抹脊 3~5 遍;再自下而上捏脊 3~5 遍。

方法三:

(1) 患者取仰卧位,施术者坐于右侧。施术者先用双手四指按揉患者上腹部、中腹部、下腹部,反复施术 5~10 分钟,指揉时手法要轻,要用顺时针方向。

(2) 体位不变,施术者用右手拇指指腹为着力点,指压患者上脘穴、中脘穴、气海穴、关元穴 3~5 分钟。

(3) 指压足三里穴、三阴交穴。先治疗一侧,再治疗另一侧,各持续指压 3 分钟左右,用力稍重些。

(4) 患者取俯卧位,施术者体位不变。施术者用右手拇指、示指、中指分别指压患者膈俞、脾俞、胃俞、大肠俞、肝俞、胆俞等穴 3~5 分钟。

慢性胃炎如何拔罐治疗

方法一:

取穴:① 中脘、足三里(双侧);② 胃俞(双侧);③ 脾俞(双侧)。

施术:选用大小合适的水罐,术者一手持罐,罐口向下紧扣于所选穴位上,另一手持注射器吸取药液(曼陀罗 10 g,延胡索、桂枝各 15 g,白芍 20 g,煎煮成含药浓度为 30%的药液)20~40 ml,灌注于水罐内,将橡皮帽覆盖于罐排气孔上,用注射器或吸引器抽出罐内空气,形成负压。然后用止血钳夹紧导管,留置 20～40 分钟。治疗结束后松开止血钳及橡皮帽,用注射器连接头皮针导管,吸尽罐内药液。每日 1 次,每次用一组穴,10 次为 1 个疗程。疗程间隔休息 3～5 日。过敏性体质患者,罐内负压可酌情减小,同时留罐时间可减少至 15 分钟。若拔罐部位起有水泡,可用注射器针头吸取其中液体,无菌纱布敷盖固定。

方法二:

取穴:背部俞穴为肝俞、胆俞、脾俞、胃俞、三焦俞、肾俞;上腹部为自剑突下至神阙、天枢;四肢穴为内关、足三里、三阴交、上巨虚。

施术:将青霉素空瓶做成的小抽气罐,置于穴位上,紧贴皮肤,用 10 ml 或 20 ml 的注射器将瓶中空气抽出,注入 4～5 ml 清水,瓶子即紧拔于皮肤上。先拔背部俞穴,自下向上拔;次拔上腹部穴,自剑突下每隔两横指拔 1 罐拔至神阙,再拔天枢;最后拔四肢穴。留罐 10～15 分钟,将瓶取下后用纱布或毛巾将局部擦干,7 次为 1 个疗程,每次用一组穴。

方法三:

取穴:中脘、天枢、关元。

施术:选用大小适宜的玻璃火罐,用镊子夹住乙醇(酒精)棉球,点燃棉球后,伸入罐内旋转一圈即退出,再速将罐扣在需拔穴位上,然后即刻起罐,如此反复拔罐。上述每穴拔罐 20～30 下,然后留罐约 10 分钟,每日 1 次,症状缓解后改为隔 1～2 日施术 1 次。

方法四:

取穴:① 大椎、上脘、脾俞;② 身柱、胃俞、中脘。

施术:以上两组穴位,每次选用一组。取大小适宜的玻璃火罐,用乙醇(酒精)棉球点燃后投入罐内,不等烧完即迅速将罐倒扣在穴位上,留罐 10～15 分钟。隔日治疗 1 次。

方法五:

取穴:脾俞、中脘、大椎。

施术:患者仰卧位,取口径 3 cm 陶罐,用闪火法在中脘穴拔罐 10 分钟;再令患者俯卧位,同前法在双侧脾俞穴和大椎穴各拔罐 10 分钟。隔天 1 次,5 次为 1 个疗程,休息 5 天,再进行下一个疗程。适用于脾胃虚寒型慢性胃炎,证见胃痛隐隐,喜温喜按,饥饿痛甚,得食则缓,食欲减退,或泛吐清水,神疲乏力,手足不温,大便稀薄,苔薄白,脉细弱。

方法六:

取穴:中脘、肝俞、期门。

施术:患者仰卧位,取口径 3 cm 陶罐或竹罐,用闪火法在中脘穴和期门穴各拔罐 10 分钟。再令患者俯卧位,同前法在双侧肝俞穴拔罐 10 分钟。隔天 1 次,5 次为 1 个疗程,休息 5 天,再进行下一个疗程。适用于肝气犯胃型慢性胃炎,证见胃脘部饱闷不适或胀满疼痛,进食后加重,痛无定处,攻撑连胁,遇情志不畅、烦恼郁怒则明显加重,常伴嗳气频繁,矢气较舒,舌苔薄白,脉沉弦。

方法七:

取穴:主穴为中脘。配穴为足三里、上脘、下脘。

施术:罐具为无色透明玻璃制成,其正上方和侧上方各有一个长 5 cm、直径为 0.3 cm 的管与外界相通。正上方管口末端接一根长 20 cm 乳胶管,侧上方管口接胶皮盖,使用时根据患者的情况选用水罐(大号口径为 5.5 cm,容量为 20～30 ml,小号口径为 3.5 cm,容量为 10～15 ml)。然后将罐平放在所选择的穴位上,再将已加温到20～30℃的中药液(干姜、白芍各 50 g,延胡索 40 g,赤芍 10 g,甘草

15 g。虚寒重者加肉桂,气滞者加香附、陈皮)用注射器通过乳胶管注入罐内,随即将侧上方管口盖小胶皮帽。再以注射器通过正上方乳胶管,抽出罐内空气至负压状态,并以止血钳夹紧乳胶管,使水罐固定在穴位上,留罐 20～30 分钟。治疗完毕用注射器将罐中药液回抽后弃之,取下水罐,擦净皮肤,轻揉穴位 1～2 分钟。当患者有热、酸、麻串、胀感,甚至水罐周围皮肤有痒窜感时,效果最佳。每次选用 2 个穴位,每日 1 次,连续治疗 2～15 次为 1 个疗程。

慢性胃炎如何艾灸治疗

灸法是用艾绒或其他药物放置在体表的穴位部位上烧灼、温熨,借灸火的温和热力以及药物的作用,通过经络的传导,起到温通气血、扶正祛邪,达到治病和保健的目的的一种外治方法。它能治疗针刺效果较差的某些病症,或结合针法应用,更能提高疗效,是针灸疗法中的一项重要内容。施灸材料主要是艾叶制成的艾绒。其易于燃烧,气味芳香,且燃烧时热力温和,直达肌肤深部。运用艾灸疗法治疗慢性胃炎,可根据不同情况选择下列方法:

(1)灸神阙:先用细盐将肚脐填平,再取一厚为 0.2～0.3 cm 的姜片,中间用粗针刺数个小孔,然后置于盐上。最后取清艾绒一撮捏成圆锥状,大小如花生米,置于姜片上点燃,候燃尽后,易炷再灸。此方法多用于脾胃虚寒、胃脘冷痛、吐泻并作、四肢厥冷等症;慢性胃炎患者胃痛隐隐、神疲乏力、面黄肌瘦者,每日灸 5～7 壮,连续灸 20～30 天,即可收到满意疗效。

(2)灸足三里:取清艾绒捏制成花生米大的艾炷,置于足三里处。皮肤上可擦少许凡士林或蒜汁,以便黏住艾炷,然后点燃，可连灸 7～10 壮。灸完后由于灼伤可形成灸疮（即瘢痕灸法），也可用艾条熏灼足三里处，每天 20～30 分钟，连灸 10～15 天为 1 个疗程。瘢痕疗法主要适用于治疗慢性胃炎长期不愈，既可调和胃气、保护胃黏膜，又可增强体质，因而对治疗顽固性胃脘疼痛尤为适宜。用艾条熏灼，刺激较轻，适用于慢性胃炎症状较轻者。

（3）艾条灸法：对于脾胃虚寒之胃痛，或中老年人胃脘隐痛、食欲不振者，可用艾条温和灸中脘、梁门、足三里。具体方法是：取艾条 1 支，点燃后直对穴位，距离以患者能耐受为度。一般灸 10～15 分钟，使皮肤出现红晕而不烫伤，每 2～3 天 1 次。症状减轻后可适当减少施灸次数。病愈后仍可坚持灸足三里。每周 1 次，或每年定期施灸，不仅能健脾和胃、改善胃肠功能，还可增强体质、防病延年。另外如果患者腹中冷痛，加灸神阙、公孙；伴恶心呕吐者，加灸上脘、关门；伴大便泄泻者，加灸天枢、大肠俞。每日灸 1 次，1 次 10～30 分钟。

～～ 慢性胃炎患者有哪些生活禁忌 ～～

（1）应忌食过硬、过辣、过咸、过热、过分粗糙和刺激性强的食物：饮食有节制、有规律，定时定量，少食多餐，细嚼慢咽，使食物充分与唾液混合，避免暴饮暴食。食物要选富有营养、易消化的细软食物为主，多吃含植物蛋白、维生素多的食物。

（2）胃酸缺乏者，忌冲淡胃液：饮食中宜加入醋、柠檬汁、酸性调味品，少吃难消化、易胀气的食物，用膳及膳后尽量少饮水或茶。

（3）胃酸过多者应避免进食能刺激胃酸分泌的食物，如浓味香料、乙醇（酒精）、酸味剂等。

（4）忌烟酒：吸烟后，烟碱能刺激胃黏膜引起胃酸分泌增加，对胃黏膜产生有害刺激作用，过量吸烟导致幽门括约肌功能紊乱，引起胆汁反流，使胃黏膜受损，并影响胃黏膜血液供应及胃黏膜细胞修复与再生，所以要戒烟。乙醇可直接破坏胃黏膜屏障，使胃腔内氢离子侵入胃黏膜引起黏膜充血、水肿、糜烂。

（5）忌生活无规律及过度劳累：注意适当的休息、锻炼。饭后半小时适当体育锻炼能促进胃肠蠕动和排空，使胃肠分泌功能增强，消化力提高，有助于胃炎的康复。

（6）患有慢性肝病、糖尿病、胆道疾病时，可使胃黏膜局部防御功能降低、胃功能紊乱而发生胃炎。另外扁桃体炎、鼻窦炎、龋齿感染等造成的带菌分泌物下咽，常可使胃黏膜屏障功能降低，诱发胃炎。所以，防治上述疾病对慢性胃炎的康复也是十分重要的。

（7）应忌阿司匹林、对乙酰氨基酚、保泰松、吲哚类药、四环素、红霉素、泼尼松等药物，尤其在慢性胃炎活动期。

慢性胃炎患者如何四季调养

（1）春季：饮食清淡，多食富含维生素B族的食物和新鲜蔬菜，避免吃油腻、生冷之物。春季是体质投资的最佳季节。适宜于春季运动的项目有慢跑、散步、打太极拳、放风筝、"踏青"等。适当地进行户外活动，可让身体在春光中最大限度地吸取自然界的活力。春季容易稍受刺激就发怒，患者应竭力克制发怒，使心胸开阔，保持情绪乐观，可常去登高、赏花、踏青看柳、游山观水，使心情愉快，气血流畅。

（2）夏季：在夏季应晚睡早起，适当午睡，不室外露宿，不乘凉太晚，勤换衣服。饮食宜清淡爽口、易于消化、少油贰,适当吃些酸味、辛香、清暑解渴之品,忌暴食冷饮、凉菜、生冷瓜果等,注意饮食卫生,不喝生水,不吃腐败变质、不洁食物。夏季经常锻炼,可使消化功能增强,使慢性胃炎的发病率降低。锻炼的项目很多,如慢跑、打拳击、做广播操、游泳、划船、登山等。炎热的夏天,汗多心气易伤,切忌发怒,并多饮水或喝汤。如条件许可,可外出旅游,消夏避暑,让人心旷神怡。

(3)秋季:秋季多发胃肠炎、痢疾等,一定要注意饮食卫生,不喝生水,不吃腐败和被污染的食物,消灭蚊蝇,防止叮咬,秋天气候变化无常,要防止伤风感冒,应多备几件秋装,如夹衣、春秋衫、绒衣、薄毛衣等,随时增减衣服,但不可忽然间增加太多。秋季可加大运动量,延长运动时间。适合秋季运动的项目如跑步、远足、登高、骑自行车等。秋季人易心情烦躁、悲愁伤感,故秋季要保持情绪乐观,多参加一些文体活动,培养自己的业余爱好,也可组织秋游,参加一些登高赏秋的活动。

(4)冬季:冬季可经常吃些益气助阳的食物,如羊肉、狗肉、鸡肉、猪肉、鹿肉、鱼、虾、人参、银耳、沙参以及乳类和乳制品、豆类制品等。冬季应早睡晚起,适当参加体育锻炼,迎着阳光活动筋骨。从深秋开始进行御寒锻炼,如冷水洗脸、冷水擦身、冷水浴足等。冬天气候寒冷,注意添加衣服,防止感冒。冬季夜长昼短,人体内分泌产生一系列变化,易出现烦闷不适或不快感等。日光浴可使人心胸开朗,精神振作,应多在户外活动晒太阳。

慢性胃炎患者如何进行体育锻炼

慢性胃炎患者除了注意药物治疗外,还要注意不吃或少吃有刺激性的食物,戒除烟酒,同时配合运动疗法,这样可收到较为显著的疗效。

散步是一种适合中老年慢性胃炎患者的运动疗法。散步时,机体的整个内脏器官都处于微微的颤动状态,加之配合有节奏的呼吸,可使腹部肌肉有节奏地前后收缩,横膈肌上下运动,这对胃肠说来,可以起到一种有益的按摩作用,可以刺激消化液的分泌、促进胃肠的蠕动,从而收到提高胃肠消化功能的效果。

一分钟运动:仰卧位,双膝关节稍屈至舒适位置,两手置于脐上,使小腹回收,同时用脚尖支撑,臀部稍抬起,然后放下臀部,腹部鼓起,如此做腹部一鼓一瘪的腹式呼吸活动,反复做 10 次。平躺于床上,双手置于枕后,双膝屈曲,同时向左侧倒,还原,再向右侧倒,还原,反复做 10 次。该锻炼法特别适宜在清晨清醒后、起床前进行,为适应人体由睡眠向清醒的过渡过程,练习时动作要缓慢。

太极拳可以促进腹腔的血液循环,改善胃部的营养状况,增加胃肠的蠕动,如果长期坚持打太极拳,可以促进慢性胃炎患者炎症逐渐消失,使其胃肠功能逐渐恢复正常。

慢性胃炎患者如何做保健操

在室内时,以卧位及坐位运动为主;在室外时,以站位运动为主。体质较好的可锻炼全套运动。内脏下垂者禁止做跳跃性运动,而便秘者则需要做跳跃性运动。每晨坚持锻炼 1 次,持之以恒才有效果。

1. 屈伸腿运动

预备姿势:仰卧位,两臂自然伸直于体侧。

动作:① 用力屈曲左腿。② 伸直左腿成预备姿势。

③~④同①~②,但屈伸右腿。左右交替各 10~12 次。

2. 单直腿上抬运动

预备姿势:同上。

动作:① 抬一腿,膝关节保持伸直,慢速进行。② 然后还原成预备姿势。③~④同①~②,但抬另一腿。左右交替各 10~12 次。

3. 起坐抱腿运动

预备姿势:同上。

动作:① 两臂上举,吸气,屈左腿,上体起坐,两手抱左腿,呼气。② 还原至预备姿势。③~④同①~②,但抱右腿。左右交替各 6~8 次。

4. 屈伸双腿运动

预备姿势:同上。

动作:① 两腿并拢屈曲双膝,尽量贴近腹部。② 两腿伸直恢复成预备姿势。重复进行 8~10 次。

5. 双直腿上抬运动

预备姿势:同上。

动作:① 两腿尽量上抬,两膝保持伸直位,收缩腹肌。② 还原成预备姿势。重复进行 8~12 次。

6. 直腿上下运动(打水式)

预备姿势:同上。

动作:① 两膝保持伸直位,左右腿交叉上下运动,上下幅度不宜太大。② 10~12 次后还原成预备姿势。重复 10~12 次。

7. 仰卧起坐运动

预备姿势:同上。

动作:① 两臂上举,吸气,上体起坐,两手尽量向脚靠拢,呼气。② 还原成预备姿势。重复 6~8 次。

8. 抱腿呼吸运动

预备姿势：端坐位，两臂下垂于体侧。

动作：① 两臂侧平举，吸气，屈左腿，两手抱膝，呼气。② 还原成预备姿势。③～④同①～②，但抱右膝。

9. 前弯腰两手触脚运动

预备姿势：同上。

动作：① 两臂上举，然后前弯腰，两手尽量触脚。② 还原成预备姿势。重复进行 6～8 次。

10. 高抬腿踏步运动

预备姿势：站立位，两手叉腰。

动作：左右腿用力交替上抬，膝尽量贴近腹部，原地踏步，每分钟 60～80 步，进行 1～2 分钟。

11. 上体前倾收腹运动

预备姿势：两腿分立，两手叉腰。

动作：① 上体前倾 45°，收缩腹肌。② 还原成预备姿势。重复 10～12 次。

12. 体侧屈运动

预备姿势：同上。

动作：① 上体向左侧屈。② 还原成预备姿势。③～④同①～②，但动作向右侧屈，然后还原成预备姿势。左右各 6～8 次。

13. 转体弯腰运动

预备姿势：分腿站立，两臂自然下垂。

动作：① 向左转体，同时向前弯腰，右手触左脚。② 还原成预备姿势。③～④同①～②，但动作方向相反。左右各重复 6～8 次。

14. 下蹲运动

预备姿势：两腿分立，两手叉腰。

动作：① 屈膝下蹲。② 还原成预备姿势。重复6～8次。

15. 腹部自我按摩

预备姿势：自然站立，两手重叠置于腹部。

手法：两手用适度压力顺时针方向按揉腹部，由里向外逐渐扩大按摩圈，共15～20圈。

慢性胃炎患者如何心理保健

情绪与胃炎关系密切，发怒、紧张可导致胃肌收缩、微小血管痉挛、胃自身保护修复功能减退、胃酸分泌亢进等变化。因此，可以认为精神紧张是慢性胃炎的促进因素，心情上的不安和急躁，容易引起胃功能和黏膜障碍。人处于紧张、焦虑、恐惧、愤怒状态时，大脑皮质高度集中，而对周围神经的反射不敏感，对周围神经的控制、调节能力下降，使胃肠道的分泌、运动功能紊乱，易致胃炎。

研究表明，人在愤怒和紧张时，胃液分泌量大为增加，过量胃液中的胃酸破坏了胃黏膜屏障，甚至引起黏膜损伤性病变。而人在恐惧或抑郁、思考时，能减少胃血流量，明显地抑制胃酸分泌，同时引起胃运动减弱。由于胃运动减弱，长时间停留在胃内的食糜和胃液的混合液会对胃黏膜造成损伤。日常生活中可以发现，当工作不顺心、精神紧张、生气时，一些人可出现上腹疼痛、腹胀不适等症状。

中医学较早认识到胃病发病与肝郁有关，肝郁则多由情志不畅所引起，说明情志不畅可导致胃病的发生。所以，胃炎患者应尽可能地避免情绪上的应激反应，解除紧张的情绪。平时要做到遇事不怒，事中不急，急中不愁，保持心情舒畅，气血平和，这对慢性胃炎的治疗和康复有着重要的意义。

挂号费丛书·升级版
总 书 目

37. 专家诊治口腔疾病	（口腔科）	54. 专家诊治子宫疾病	（妇
38. 专家诊治肾脏疾病	（肾内科）	55. 专家诊治妇科肿瘤	（妇
39. 专家诊治肾衰竭尿毒症	（肾内科）	56. 专家诊治女性生殖道炎症	（妇
40. 专家诊治贫血	（血液科）	57. 专家诊治月经失调	（妇
41. 专家诊治类风湿关节炎	（风湿科）	58. 专家诊治男科疾病	（男
42. 专家诊治乙型肝炎	（传染科）	59. 专家诊治中耳炎	（耳鼻喉
43. 专家诊治下肢血管病	（外 科）	60. 专家诊治耳鸣耳聋	（耳鼻喉
44. 专家诊治痔疮	（外 科）	61. 专家诊治眩晕症	（耳鼻喉
45. 专家诊治尿石症	（泌尿外科）	62. 专家诊治白内障	（眼
46. 专家诊治前列腺疾病	（泌尿外科）	63. 专家诊治青光眼	（眼
47. 专家诊治乳腺疾病	（乳腺外科）	64. 专家诊治皮肤病	（皮肤
48. 专家诊治骨质疏松症	（骨 科）	65. 专家诊治皮肤癣与牛皮癣	（皮 肤
49. 专家诊治颈肩腰腿痛	（骨 科）	66. 专家诊治"青春痘"	（皮 肤
50. 专家诊治颈椎病	（骨 科）	67. 专家诊治性病	（皮肤
51. 专家诊治腰椎间盘突出症	（骨 科）	68. 专家诊治抑郁症	（心理
52. 专家诊治肩周炎	（骨 科）	69. 专家解读化验报告	（检验
53. 专家诊治子宫肌瘤	（妇 科）	70. 专家指导合理用药	（药剂